中医历代名家学术研究丛书

主编 潘桂娟

Academic Research Series of Famous
Doctors of Traditional Chinese
Medicine through the Ages

"十三五"国家重点图书出版规划项目

文颖娟　姚远友　编著

万密斋

中国中医药出版社

· 北 京 ·

图书在版编目（CIP）数据

中医历代名家学术研究丛书.万密斋/潘桂娟主编；文颖娟，姚远友编著.—北京：中国中医药出版社，2017.9

ISBN 978-7-5132-1748-4

Ⅰ.①中…　Ⅱ.①潘…　②文…　Ⅲ.①中医学—临床医学—经验—中国—明代　Ⅳ.① R249.1

中国版本图书馆 CIP 数据核字（2013）第 291465 号

中国中医药出版社出版

北京市朝阳区北三环东路 28 号易亨大厦 16 层

邮政编码　100013

传真　010 64405750

河北新华第二印刷有限责任公司印刷

各地新华书店经销

开本 880×1230　1/32　印张 7.5　字数 192 千字

2017 年 9 月第 1 版　2017 年 9 月第 1 次印刷

书号　ISBN 978 - 7 - 5132 - 1748 - 4

定价　45.00 元

网址　www.cptcm.com

社 长 热 线　010-64405720

购 书 热 线　010-89535836

维 权 打 假　010-64405753

微信服务号　zgzyycbs

微商城网址　https：//kdt.im/LIdUGr

官方微博　http：//e.weibo.com/cptcm

天猫旗舰店网址　https：//zgzyycbs.tmall.com

如有印装质量问题请与本社出版部联系（010-64405510）

项目来源及国家重点图书出版计划

2005 年度国家"973"计划课题"中医理论体系框架结构与内涵研究"（编号：2005CB532503）

2009 年度科技部基础性工作专项重点项目"中医药古籍与方志的文献整理"（编号：2009FY120300）子课题"古代医家学术思想与诊疗经验研究"

2013 年度国家"973"计划项目"中医理论体系框架结构研究"（编号：2013CB532000）

国家中医药管理局重点研究室"中医理论体系结构与内涵研究室"建设规划

"十三五"国家重点图书、音像、电子出版物出版规划（医药卫生）

前言

中医理论肇始于《黄帝内经》《难经》，本草学探源于《神农本草经》，辨证论治及方剂学发轫于《伤寒杂病论》。在此基础上，历代医家结合自身的思考与实践，提出独具特色的真知灼见，不断革故鼎新，充实完善，使得中医药学具有系统的知识体系结构、丰富的原创理论内涵、显著的临床诊治疗效、深邃的中国哲学背景和特有的话语表达方式。历代医家本身就是"活"的学术载体，他们刻意研精，探微索隐，华叶递荣，日新其用。因此，中医药学发展的历史进程，始终呈现出一派继承不泥古、发扬不离宗的繁荣景象。

中国中医科学院中医基础理论研究所，自 2008 年起相继依托 2005 年度国家"973"计划课题"中医学理论体系框架结构与内涵研究"、2009 年度科技部基础性工作专项重点项目"中医药古籍与方志的文献整理"子课题"古代医家学术思想与诊疗经验研究"、2013 年度国家"973"计划项目"中医理论体系框架结构研究"，以及国家中医药管理局重点研究室"中医理论体系结构与内涵研究室"建设规划，联合北京中医药大学等 16 所高等院校及科研和医疗机构的专家、学者，选取历代具有代表性或学术特色突出的医家，系统地阐释与解析其代表性学术思想和诊疗经验，旨在发掘与传承、丰富与完善中医理论体系，为提升中医师理论水平和临床实践能力和水平提供参考和借鉴。本套丛书即是此系列研究阶段性成果总结而成。

综观历史，凡能称之为"大医"者，大都博览群书，学问淹博赅洽，集百家之言，成一家之长。因此，我们以每位医家独立成书，尽可能尊重原著，进行总结、提炼和阐发。此外，本丛书的另一个特点是，将医家特色学术观点与临床实践相印证，尽可能选择一些典型医案，用以说明理论的实践价值，便于临床施用。本丛书现已列入《"十三五"国家重点图书、音像、电子出版物出版规划》中的"医药卫生"重点图书出版计划，并将于"十三五"期间完成此项出版计划，拟收载历代102名中医名家，总字数约1600万。

丛书各分册作者，有中医基础学科和临床学科的资深专家、国家及行业重点学科带头人，也有中青年教师、科研人员和临床医师中的学术骨干，分别来自全国高等中医院校、科研机构和临床单位。从学科分布来看，涉及中医基础理论、中医各家学说、中医医史文献、中医经典及中医临床基础、中医临床各学科。全体作者以对中医药事业的拳拳之心，共同努力和无私奉献，历经数年成就了这份艰巨的工作，以实际行动切实履行了传承、运用、发展中医药学术的重大使命。

在完成上述科研项目及丛书撰写、统稿与审订的过程中，研究团队暨编委会和审订委员会全体成员，精益求精之心始终如一。在上述科研项目负责人、丛书总主编、中国中医科学院中医基础理论研究所潘桂娟研究员主持下，由常务副主编张宇鹏副研究员、陈曦副研究员及各分题负责人——翟双庆教授、刘桂荣教授、郑洪新教授、邢玉瑞教授、钱会南教授、马淑然教授、文颖娟教授、陆翔教授、杨卫彬研究员、崔为教授、柳亚平副教授、江泳副教授、王静波博士等，以及医史文献专家张效霞副教授，分别承担或参与了团队的组织和协调，课题任务书和丛书编写体例的起草、修订和具体组织实施，各单位课题研究任务的落实和分册文稿编写和审订等工作。编委会还多次组织工作会议和继续教育项目培训，组织审订委员会专家复审和修订；最终由总主编逐册复审、修订、统稿并组织作者再次修订各分册文稿。自 2015 年 6 月开始，编委会将丛书各分册文稿陆续提交中国中医药出版社，拟于 2019 年 12 月之前按计划完成本套丛书的出版。

2016 年 3 月，国家中医药管理局颁布了《关于加强中医理论传承创新的若干意见》，指出"加强对传承脉络清晰、理论特色鲜明的古代医家的学术思想研究，深入研究中医对生命、健康与疾病认知理论，系统总结中医养生保健、防病治病理论精华，提升中医理论指导临床实践和产品研发的能力，切实传承中医生命观、健康观、疾病观和预防治疗观"。上述项目研究及丛书的编写，是研究团队对国家层面"加强中医理论传承与创新"号召的积极响应，体现了当代中医学人敢于担当的勇气和矢志不渝的追求！通过此项全国协作的系统工程，凝聚了中医医史、文献、理论、临床研究的专门人才，培育了一支专业化的学术队伍。

在此衷心感谢中国中医科学院及其所属中医基础理论

研究所、中医药信息研究所、研究生院，以及北京中医药大学、陕西中医药大学、山东中医药大学、云南中医学院、安徽中医药大学、辽宁中医药大学、浙江中医药大学、成都中医药大学、湖南中医药大学、长春中医药大学、黑龙江中医药大学、南京中医药大学、河北中医学院、贵阳中医药大学、中日友好医院等16家科研、教学、医疗单位，对此项工作的大力支持！衷心感谢中国中医药出版社有关领导及华中健编审、伊丽紫博士及全体编校人员对丛书编写及出版的大力支持！

本丛书即将付梓之际，百余名作者感慨万千！希望广大读者透过本丛书，能够概要纵览中医药学术发展之历史脉络，撷取中医理论之精华，传承千载临床之经验，为中医药学术的振兴和人类卫生保健事业做出应有的贡献！

由于种种原因，书中难免有疏漏之处，敬请读者不吝批评指正，以促进本丛书不断修订和完善，共同推进中医药学术的继承与发扬！

《中医历代名家学术研究丛书》编委会

2016 年 9 月

凡
例

一、本套丛书选取的医家，均为历代具有代表性或特色学术思想与临床经验的名家，包括汉代至晋唐医家 6 名、宋金元医家 18 名、明代医家 25 名、清代医家 46 名、民国医家 7 名，总计 102 名。每位医家独立成册，旨在对医家学术思想与诊疗经验等内容进行较为详尽的总结阐发，并进行精要论述。

二、丛书的编写，本着历史、文献、理论研究有机结合的原则，全面解读、系统梳理和深入研究医家原著，适当参考古今有关该医家的各类文献资料，对医家学术思想和诊疗经验，加以发掘、梳理、提炼、升华、概括，将其中具有理论意义、实践价值的独特内容阐发出来。

三、丛书在总体框架上，要求结构合理、层次清晰；在内容阐述上，要求概念正确、表述规范，持论公允、论证充分，观点明确、言之有据；在分册体量上，鉴于每个医家的具体情况不同，总体要求控制在 10 万～20 万字。

四、丛书每一分册的正文结构，分为"生平概述""著作简介""学术思想""临证经验"与"后世影响"五个独立的内容范畴。各分册将拟论述的内容按照逻辑与次序，分门别类地纳入以上五个内容范畴之中。

五、"生平概述"部分，主要包括医家姓名字号、生卒年代、籍贯等基本信息，时代背景、从医经历以及相关问题的考辨等。

六、"著作简介"部分，逐一介绍医家的著作名称（包括现存、已经亡佚又经后人辑复的著作）、卷数、成书年代、主要内容、学术价值等。

七、"学术思想"部分，分为"学术渊源"与"学术特色"两部分进行论述。前者重在阐述医家之家传、师承、私淑（中医经典或前代医家思想对其影响）关系，重点发掘医家学术思想的历史传承与学术渊源；后者主要从独特的学术见解、学术成就、学术特点等方面，总结医家的主要学术思想特色。

八、"临证经验"部分，重点考察和论述医家学术著作中的医案、医论、医话，并有选择地收集历代杂文笔记、地方志等材料，从中提炼整理医家临床诊疗的思路与特色，发掘、总结其独到的诊治方法。此外，还根据医家不同情况，以适当方式选录部分反映医家学术思想与临证特色的医案。

九、"后世影响"部分，主要包括"学术影响与历代评价""学派传承（学术传承）""后世发挥"和"国外流传"等内容。其中，对医家的总体评价，重视和体现学术界共识和主流观点，在此基础上，有理有据地阐明新见解。

十、附以"参考文献"，标示引用著作名称及版本。同时，分册编写过程中涉及的期刊与学位论文，以及未经引用但能体现一定研究水准的期刊与学位论文也一并列出，以充分体现对该医家研究的整体状况。

十一、附以丛书全部医家名录，依照年代时间先后排列，以便查检。

十二、丛书正文标点符号使用，依据《中华人民共和国国家标准标点符号用法》（GB/T 15834–2011）。医家原书中出现的俗字、异体字等一律改为简化正体字，个别不能对应简化字的繁体字酌予保留。

《中医历代名家学术研究丛书》编委会

2016 年 9 月

内容提要

　　万密斋，名全，号密斋，生于明弘治十二年（1499年），卒于明万历十年（1582年），湖北罗田人，明代著名医家，著有《养生四要》《万氏女科》《幼科发挥》等十部著作。万密斋在养生学、儿科学、妇科学等方面有独到建树。其在养生方面，提出寡欲、慎动、法时、却疾的法则；对儿科疾病四诊合参，注重望诊；重视固护脾胃，滋养阴津；对妇女月经病以理气补益心脾为核心，对妊娠病以清热补脾安胎为关键，对产后病以大补气血兼行滞为要旨等，均值得借鉴。本书内容涵盖万密斋的生平概述、著作简介、学术思想、临证经验、后世影响等。

万密斋，名全，号密斋，生于明弘治十二年（1499年），卒于明万历十年（1582年），湖北罗田人，明代著名医家，著有《养生四要》《万氏女科》《幼科发挥》等十部著作。万密斋在养生学、儿科学、妇科学、传染病学等方面均有独到建树。如在养生方面，提出寡欲、慎动、法时、却疾的法则；对儿科疾病四诊合参、注重望诊；重视固护脾胃，滋养阴津；对妇女月经病以理气补益心脾为核心，对妊娠病以清热补脾安胎为关键，对产后病以大补气血兼行滞为要旨等，均值得借鉴。万密斋的学术思想和临证经验，在后世产生了广泛的影响。

现代以来，有学者从万密斋的生平、著述、学术思想、诊疗经验等多方面进行探讨与研究。经中国知网（CNKI）检索，有相关期刊论文 326 篇、相关博硕士学位论文 19 篇；经超星数字图书馆（Super star digital library）检索，相关著作有以下 3 部：毛德华撰写的《万全生平著述考》、傅沛藩等校注的《万密斋医学全书》，胡荣希编著的《医圣万密斋传》。综观现代研究进展，认为有必要深入研究并全面总结万密斋的学术思想和临证经验，以利于继承和发扬。

本项研究，以万密斋原著的全面研读和深入梳理为基础，参考历代学者相关研究进展，探讨万密斋的学术渊源及学术特色；着重总结了万密斋在养生、儿科、妇科方面的学术思想及诊疗经验，对其伤寒学方面的研究特点也有所阐发。

本项研究所依据的万密斋著作版本有：1984 年，湖北科学技术出版社出版的罗田县卫生局校注的《万氏家传养生四要》《万氏家传伤寒摘锦》《万氏秘传片玉心书》；1985年，湖北科学技术出版社出版的罗田县万密斋医院校注的《万氏家传痘疹心法》；1986年，湖北科学技术出版社出版的罗田县万密斋医院校注的《万氏家传保命歌括》《万氏家传广嗣纪要》《万氏秘传片玉痘疹》；1959年，人民卫生出版社出版的《幼科发挥》。此外，还参考了中国中医药出版社于1999年出版的傅沛藩、姚昌绶、王晓萍主编的《万密斋医学全书》。

在此衷心感谢引用文献的作者以及支持本项研究的各位同仁！

陕西中医药大学　文颖娟　姚远友

2015年6月

目
录

万密斋

生平概述

万密斋，名全，字密斋，生于明弘治十二年（1499 年），卒于明万历十年（1582 年），湖北罗田人，明代著名医家。万密斋出生于世医之家，祖父和父亲均为儿科医生。祖父万杏坡，豫章（今江西南昌）人，为万氏家传幼科第一世，早卒。父亲万筐，号菊轩，1480 年因兵荒而迁居罗田大河岸。数年后，医名大噪，树立了"万氏小儿科"声望，为二世。至万密斋更以儿科驰名，为三世。万密斋一生勤奋治学、仁爱从医，著有《养生四要》《万氏女科》《幼科发挥》等十部著作。万密斋在养生学、儿科学、妇科学等方面均颇有建树。万密斋的学术思想和临证经验，对后世医家产生了广泛影响。

一、时代背景

万密斋生于明代中后期，这一时期的学术界，因受宋明理学的影响，尊经卫道的复古思想相当严重。受这种尊经复古思潮影响，该时期学者对于《伤寒论》的研究十分活跃，不同流派医家各有主张。或持"错简"说，或主"悉依旧本"，或以方类证，从不同角度去认识、理解该书，推动了《伤寒论》的研究和临床应用。万密斋潜心研读《伤寒论》，对其进行提炼、归类，撰成《伤寒摘锦》。这一时期，在临床医学方面，不论是在疾病认识、诊断方法上，还是在治疗和预防方法上，都有比较显著的进步。如问诊和舌诊均被重视，诊病强调"脉证合参"；对急性传染病的认识以及新的治疗原则和方法的确立；一些新疾病的发现，以及处方用药等方面的进步等。该时期出现了许多综合性的医学著作，和过去《千金方》《外台秘要》《太平圣惠方》等"方书"内容有了很大的不同。过去的方书，主要是对前人论述和现存医方的收集和编纂，而这一时期的著作则大都包含着着者自己的主张和见解，即使对前人的著作有所援引，也都经过裁剪和加工。因此，每部著作大都具有自己的特色。明代初期，朝廷采取了一系列发展社会生产力的措施，促进了造纸业和印刷术的进步，为医书的大量刊刻，尤其是大型医书的印刷创造了条件。在这种医学研究较繁荣的时代背景下，万密斋得以在晚年对其在养生、儿科、妇科的研究体会和经验进行整理、撰写，并镌刻成十部医书。明清时期，由于天花、麻疹等时行疾病流行，当时儿科医家十分重视痘疹的防治，万密斋也有对于痘疹的系统认识，并撰有专著，如《片玉痘疹》《痘疹心法》。

二、生平纪略

万密斋生平可概括为五个阶段：① 19 岁以前是万密斋进入儒学之前的童生阶段。②从 19 岁进学为诸生到嘉靖十年（1531 年）33 岁，是在县学里的生活阶段。19 岁通过童生入学考试进入儒学，攻读儒书是他的本业；后弃举从医，他自修医药，研习方书，随父学医，代父出诊，为学中师长治病，并逐渐有了一定的声誉，为他后来走上医学道路奠定了良好的基础。③嘉靖十年，33 岁弃举从医至嘉靖二十八年（1549 年）51 岁，是其在医学上取得巨大成功阶段，著成《痘疹心法》等。④嘉靖二十八年至隆庆二年（1568 年）70 岁时，是他医学学术继续发展的阶段。⑤隆庆二年至万历十年（1582 年）是其晚年著书立说的阶段。70 岁以后，他医术老成，声闻卓著，主观上要求将自己平生的学术进行一次全面的总结，以流传后世。客观上自《痘疹心要》刊刻后，不数年便又有人重刊；《育婴家秘》刊刻后，不数年就已经传布于荆、襄、闽等地。医学著作迅速而广泛地传播，反映了当时社会上的强烈需求，也激发了他重新修订和撰著医书的热情。他著书不倦，直至终老。他的传世著作几乎全部都是在这一阶段内完成的。

三、从医经历

万密斋虽出生于世医之家，但从小并没有学医，而是攻读儒学以求功名。但因自幼受家庭环境的熏陶，对医药亦颇有兴趣，在攻习举业之余，还旁骛医学，研习方书；在其父年暮之际常代父出诊，且医术日精。万密斋胸襟开阔、不计报酬，以救民济世为己任。在其行医生涯中，坚持"视疾若己，见利勿贪"，彰显了大医风范，谱写了璀璨人生。

（一）生命至要，视疾若己

万密斋认为，"人之受病者，有富贵贫贱之殊，自天地视之，皆其所生者也，无一人不养焉，则无一人不爱矣。医者，仁术也，博爱之心也，以天地之心为心，视人之子犹己之子，勿以势利之心易之也。如使救人之疾，而有所得，此一时之利也；苟能活人之多，则一世之功也；一时之利小，一世之功大，与其积利，不若积功"（《育婴家秘·卷之一·十三科·鞠养以慎其疾四》）。还指出："良工当以爱其己子之心，而爱人之子，怜惜之，抚摩之，未可轻治，为儿作祸……其病可治，视人之子如己子，调护保养，无所不至"（《育婴家秘·卷之一·辨小儿脉证治》）。即人虽有富贵贫贱之别，但皆是父母所生、父母所养，每个生命都应受到尊重，作为医生更应珍爱每个生命，视疾若己、救死扶伤。

万密斋在行医时视疾若己，唯殚精竭虑，竭其所能，精心调护，对待患者"如护风烛，心常凛凛；若惜掌珠，意惟拳拳"（《片玉心书·卷之一·慈幼微心赋》）。无论是地方官吏、达官显贵"亟召""差人来取"，抑或平民百姓、穷苦人家"祈请"，遇有求救者，均不畏艰难、不辞劳苦，一心相救，尤其是对穷苦人家经常解囊相救。如万密斋初习医时，治一二岁小孩发搐而"死"，他观此儿面色未脱，手足未冷，乃气结痰壅而闷绝，非真死，遂取艾作小柱，灸两手中冲穴，火方及肉而醒，大哭，遂用家传治惊方，以雄黄解毒丸15丸利其痰，凉惊丸25丸去其热，合之，煎薄荷汤送下，须臾，利下黄涎，搐止。

（二）不计宿怨，活人为要

万密斋为人豁达、胸襟开阔，治病不分亲疏、不计恩怨，以活人为心，对于与自己有宿怨的人均能抛弃前嫌，一视同仁，竭力救治，诚为后世医者之榜样。如其为罗田县富绅胡元溪之子胡笃庵滋治咳，就是一个不计宿怨的典型医案。

《幼科发挥》记载：胡笃庵滋在四岁时患咳嗽，因胡元溪与万密斋不和，先后请医张鹏、甘大用治疗八月有余，病情未见好转反而加重，已到了咳痰咯血的严重程度。情非得已，遂请万密斋前往诊治。万密斋以活人之心，不记宿怨，详察细究、审因辨证后，告诉胡元溪说："令郎之病肺有虚火，幸过秋深，金旺可治，吾能愈之，假以一月成功。"胡元溪见其儿病痊愈需一月时间，遂怀疑万密斋因与其有隙而不愿用心治疗，为了剔除其戒心，万密斋请置一簿，并嘱曰自初服药日起，某日服某药，某日加减某药。彼闻之喜，但终有疑心，在其儿服用万密斋方药——润肺降火茹根汤五剂后，咳虽减十分之七，口鼻之血也已止，但元溪终不释疑，又请医万绍治之。万密斋毫不介意，并诚恳地对他说："彼只一子，非吾不能治，吾去彼再不复请，误了此儿，非吾杀之，亦吾过。且看万绍用何方，用之有理吾去之；如又误，必力阻之，阻之不得，去未迟也。"于是他留下来看万绍如何用药，见其方中防风、百部并用而阻之，而万绍力辩防风、百部为治咳之神药，不听劝阻，固执己见，仍用其方。万密斋对该儿的生命安危深感忧虑，于是嘱咐该儿少吃些，可怜疾之复作奈何，嘱毕不辞而退。元溪略不介意，是日服绍药，才一小杯，咳复作，气复促，血复来如初，元溪始后悔，只好负疚再次请万密斋。万密斋不予计较，感叹地对他说："早听吾言，不有此悔，要我调治，必去嫌疑之心，专付托之任，以一月为期。"自此胡元溪将孩子彻底托付于万密斋诊治，17 天后其儿病即痊愈。

（三）医不在利，唯求信任

　　救死扶伤、治病救人乃医者之使命与责任，而非谋利营私之手段。医者最大的欣慰应是得到患者信任，而不是谋利之多寡。万密斋指出，患者请医治病就应信任对方，用而不疑，将己彻底托付给对方医治，如若不信任对方，就不要请他。"用药如用兵，师不内御者胜。如知其医之良，即以其病付之，用而不疑，苟不相信，莫若不用"（《养生四要·卷之四·却疾第四》）。患者不信任医生，尤其是个别自称知医之人，见医生欲用药就说某药何用，无以异于教玉人雕琢玉者，若病治好了就说是自己治愈的，若治不好就将罪愆归咎于医生，这样的患者"安望其医者之用心，而致其病之痊乎"？

　　行医时他只求患者信任他、配合他，以尽快治愈疾病，并不计较能谋多少利益。他痛陈庸医贪婪成性、唯利是图，狂悖无道、言大而诞，谋财害命，痛惜患者良莠不辨，轻信庸医而不用良医以致殒命。例如，上述万密斋为罗田县富绅胡元溪之子胡笃庵滋治咳医案中，胡元溪夫人为了让万密斋用心治病，取白金五两，权作利市，并承诺小儿好时，再补五两。而万密斋则诚恳地劝慰其尽管信任医生而不必在意谢之多少。"又如，万密斋为汪城南之子治泄医案中，汪城南因嫌万密斋治病"自作聪明、药不执方"，乃请医张祖，然张以胃苓丸、一粒丹医治十余日皆不见效，遂请万密斋医治；城南之父汪望峰自知起初不用万密斋的缘故，害怕万密斋治病不肯用心，于是取白金二两相送。万密斋慨叹地对他说："不在利市，只在信我。我之治病，敢作聪明？皆先人之旧方，顾用之不同耳。盖治大病以重剂，治小病以轻剂，彼胃苓丸、一粒丹，岂治此重哉？"乃取豆蔻丸五十粒、胃苓丸五十粒，用陈仓米煎汤服后，泄泻即止。南河初不听，泄止大悟，曰："良工不示人以朴，信乎？"

（四）利不讳言，光明磊落

　　万密斋在行医生涯中，利不讳言、光明磊落。《幼科发挥》中载有许多病案，不仅对患者的家庭背景、社会地位、诊治情况等记载详细，而且对酬谢之多寡均能如实记录。诸如他为湖广按察司宪长之子治病，宪长为感谢他，赠以白金五两；他治愈了本县大尹朱云阁之子泄泻病，朱云阁益喜，录其方，常久用之，亲书"儒医"二字，作匾赐之；他治愈了湖广右布政孙小姐泄泻病，孙布政大喜，给剳，付冠带、儒医匾、白金一十两；他治愈本府巡抚之子张公子，受赐金驰驿而归。如此医案不胜枚举。

（五）不拘古制，巧施方药

万密斋业医，师古而不泥古，他常能在古方的基础上灵活变通，另辟蹊径，巧施方药，疗效显著。如本县儒学陶教官八个月大的儿子患呕吐病，请了几个医生都不能止吐，后改用泻火药还是无效，于是请万密斋治疗。他运用理中汤剂，用獖猪胆汁、童便各半拌之，炒焦，以水煎服，药入立止。陶教官问及何以如此神速的原因，万密斋说："吐本寒邪，当用理中汤热药以止之，内寒已甚，格拒其阳，故热药入喉被寒所拒，不得入也。今胆汁之苦寒，童便之咸寒，下喉之后，两寒相得，故不复出。须臾之间，阴气渐清，阳气乃发，此热药须冷服，以主治格拒之寒，以止呕哕者是也。"又如，他给一位五个月大的女孩治发搐病，起先使用丸散药，发搐不但不止，反而更加厉害，他想痰壅气郁，则发搐，丸散颇粗，与痰黏滞于咽喉之间，致气不通，使得搐抽更加厉害。他改用竹叶煎汤，取绵纸滤去其渣滓，待澄清后服用，搐止而安。这个女孩的父亲不由感叹地说："医之贵于变通，如是夫！"

万密斋在从医过程中，潜心《灵枢》《难经》，师承家学，荟萃众长，业医五十余年，学验俱丰；其通晓各科，尤精于养生学、儿科及妇科，在养生方面提出养生四要，即"寡欲""慎动""法时""却疾"的养生法则及养生方药以供参考使用，丰富了中医养生学的内容。在儿科方面，他就儿童养育的不同阶段提出全面认识，包括预养以培其元、胎养以保其真、蓐养以防变、鞠养以慎其疾，形成了中医儿童保健学的系统思想；提出小儿阳常有余、阴常不足、肝常有余、脾常不足、心常有余、肺常不足、肾常不足，即"三有余，四不足"的小儿生理及病机学说；在辨证上强调观形色、审面部、辨脉纹，突出从五脏辨证治疗；在传染病治疗方面，认为对痘疹、麻疹等儿科传染病应顺应疾病的发展态势治疗。在妇科方面，注重调理肝脾，并结合女性体质用药治疗月经病、胎前病以及产后病。同时，对于《伤寒论》进行研究，注重整体分析，融脏腑、经络、气化于一体，阐述六经病证。

万密斋具有十分高尚的品格，其珍爱生命、视疾若己的仁爱精神，宽恕为怀、活人为要的行医理念，医不在利、诚信为本的医德医风，利不讳言、光明磊落的品质修养，不拘古制、巧施方药的权变思想等，值得古今从医者学习与借鉴。

总之，万密斋一生治学与从医的过程中，充分体现了以"注重护养、预防疾病"的思想为统揽；以"视疾若己、务于救痊"的仁爱精神为准绳；以"五脏统病，随脏论治"的五脏辨证论治原则为核心；以"节戒饮食、调理脾胃"的脾胃理论为主线；其在养生、儿科、妇科以及伤寒学等诸方面均颇有卓越建树。由于其品格高尚、勤奋治学、仁爱从医而终成一代名家，并在后世产生了深远的影响。

万密斋

著作简介

万密斋著述有《养生四要》《育婴家秘》《万氏女科》等 10 部著作，现根据成书年代对各书内容略述如下。

一、《痘疹心法》

《痘疹心法》，又名《痘疹世医心法》，共 23 卷，约成书于明嘉靖二十八年（1549）。该书较为详尽地阐述了痘疹的病因病机，形色疏密、轻重顺逆、虚实荣枯，及发热、出见、起发、成实、收质、落痂、痘后余毒等各阶段的证候特点、辨证论治与病势转归、兼夹病症、饮食宜忌、常用药物药性与制法等，并附载相应的歌诀及万密斋的一些临床验案，便于记忆学习。

二、《伤寒摘锦》

《伤寒摘锦》，全称《万氏家传伤寒摘锦》，共 2 卷，约成书于明隆庆二、三年（1568～1569）。该书为万密斋研究《伤寒论》的心得，重点选摘《伤寒论》中有关六经脉证治法，同时记述了伤寒两感、差后劳复、阴阳易、痉湿暍、霍乱等脉证治法，兼述温病、时行疫病。

三、《保命歌括》

《保命歌括》，又名《万氏家传保命歌括》，共 35 卷，约成书于明隆庆四年（1570）后。该书前33卷，介绍中风、中寒、内伤、瘟疫、气病、血病、虚损、痿痹、咳嗽、哮喘、泄泻、痢疾、疟疾等内科杂病为主的多种病证，并涉及外感六淫之邪导致的相应疾病。后2卷，为摄生经验方及万氏在嘉靖、隆庆（1552～1570）年间的一些医案。

四、《广嗣纪要》

《广嗣纪要》，亦称《万氏家传广嗣纪要》，共16卷，约成书于明隆庆六年（1572）。该书是一部有关生育问题的专著，主要论述有关广嗣、妊娠及婴儿疾病的病因、证候及治疗方药，归纳了影响生育的男女生殖器畸形、损伤等因素，并附儿科医案18例。

五、《万氏女科》

《万氏女科》，共3卷，约成书于明隆庆年间（1567～1572）。该书是万密斋系统阐述妇科病证诊治的著作，包括结合相应的女性体质，以四物汤为主加减，调理肝肾脾，治疗月经病、妊娠期疾病以及产后相关疾病。

六、《养生四要》

《养生四要》，共5卷，约成书于明万历三、四年（1575～1576）。该书为万密斋在广泛搜集前人养生学基础上，荟萃诸家之长，参以己见，并亲自实践而著成的养生医书。前四卷论述了寡欲、慎动、法时、却疾四要，末卷为养生总论。

七、《育婴家秘》

《育婴家秘》，共 3 卷，约成书于明嘉靖二十八年（1549）之后至万历七年（1579）之前。该书是万密斋早期较为详细的儿科著作，内容涉及如何养育幼儿、儿科疾病的诊断与治疗方法，初步论述了从五脏论治儿科疾病，并对儿科常见病如惊风、发热、咳嗽、泄泻等提出了具体的治疗方药。

八、《幼科发挥》

《幼科发挥》，共 2 卷，约成书于明万历七年（1579）。该书为万密斋在历代医家的理论基础上，结合自己的临床经验，对小儿的生理及病机特点、病证诊法及五脏辨证理论体系的进一步完善和提高，着重于儿科诸多疾病的分类、病因病机、治则治法、主症兼症，并附载典型医案。

九、《片玉痘疹》

《片玉痘疹》，共 13 卷，约成书于明万历七年至十年（1579 ~ 1582），又名《万氏秘传片玉痘疹》。该书为万密斋晚年有关痘疹的著作，主要以歌括的形式讲述痘疹的治疗要略，包括痘疹的病因、治疗、调理以及预后，并强调针对痘疹的特点分阶段论治。其中卷一、二为痘疹碎金赋及痘疹西江月，以词赋的形式论述痘疹的证治，精要而易记；卷三、四为痘疹始终验方及歌方；卷五至卷十二为痘疹总论及发热、见形、起发、成实、收靥、落痂及余毒症治；卷十三为麻疹骨髓赋及麻疹西江月。

十、《片玉心书》

　　《片玉心书》，共 5 卷，约成书于明万历七年至十年（1579～1582）。该书主要介绍了儿科疾病总的治疗方法，以及一些儿科常见病的具体治疗，并附载一些小儿脉法及以面部诊病的歌括。卷一至卷三，总论儿科病证的诊断、治法，及歌括和望诊图；卷四、卷五，记述胎毒、变蒸、惊风等 32 类疾病的证治。

万密斋

学术思想

一、学术渊源 🦤

万密斋出身于中医世家，自幼习儒，兼继家学，饱读诗书，熟谙岐黄之学，尤精于养生、儿科、妇科各科；曾屡试未中，遂弃举从医。从学术渊源来看，在哲学方面，万密斋充分汲取儒释道思想并贯穿于治学和从医过程之中；在医学方面，除秉承家学外，还本之《素问》《难经》，求之《脉经》，考之《神农本草经》，参之张仲景、刘河间、李东垣、朱丹溪诸家之说。

（一）汲取古代哲学思想

1. 精研《易经》，抽关启钥

中华文化之经典——《周易》，其内涵丰富，外延深广，博大精深。万密斋常研《易经》，其养生思想就深受易理启发。万密斋认为：①养生首先要"寡欲"，即"节欲"。"寡之者，节之也，非若佛老之徒，弃人伦，灭生理也。"他说："予尝读《易》，泽上有水曰节。满而不溢，中虽悦慕，若险在前，心常恐陷。节之时，义大矣哉！若或反之，水在泽下，则以渐渗，泄其涸也，可立而待矣。困于坎中，犹有悦心，困而又困，虽有卢扁，不可治也"（《养生四要·卷之一·寡欲第一》）。②养生其次要"慎动"，即"主静"。他说："地下有山，谦，夫地静也。山在地下，安于所止，而亦同归于静，故曰谦。谦者，盈之反也。山在地下，则为剥，过于盈也。故曰：天道恶盈而好谦，地道亏盈而流谦，鬼神祸盈而福谦。震，动也；艮，止也；震艮者，动静之反也。震有虩虩之象，慎也；笑言哑哑，不丧匕鬯，损之，效也。艮，其背，不获，其身，行其庭，不见其人。动亦静也，所以能无咎也。"万密斋强调，即使动，也要"动以礼"，动中求静，动静结合。他说："《易经》曰：'吉凶悔吝生乎动。'动以礼则吉，动不以礼则凶。君子修之吉，小人悖之凶也。""慎动主静之用，主静慎动之体。动静不失其常，艮之义也。"(《养生四要·卷之二·慎动第二》)③精血不足则无子。他说："全按《易》曰：天地氤氲，万物化醇。设使阴阳偏胜，则不能成变化而生万物矣，男女亦然。故男之无子者，责精之不足也；女之无子者，责血之不足也。"(《育婴家秘·卷之一·十三科·预养以培其元一》)

2. 儒家思想，贯穿始终

"仁爱"思想是儒学社会伦理体系的核心范畴，提倡"仁者爱人"。孟子曰："仁者爱人，有礼者敬人。爱人者，人恒爱之；敬人者，人恒敬之。"万密斋作为一名儒医，深受儒家仁爱思想影响，提出医生应视疾若己，见利勿贪。"病者详于择术，医者务于救痊。视疾若己，见利勿贪。"(《片玉心书·卷之一·慈幼儆心赋》)他强调："人之受病者，有富贵贫贱之殊，自天地视之，皆其所生者也，无一人不养焉，则无一人不爱矣。医者，仁术也，博爱之心也，以天地之心为心，视人之子犹己之子，勿以势利之心易之。如使救人之疾，而有所得，此一时之利也；苟能活人之多，则一世之功也；一时之利小，一世之功大，与其积利，不若积功。"(《育婴家秘·卷之一·十三科·鞠养以慎其疾四》)"良工当以爱其己子之心，而爱人之子，怜惜之，抚摩之，未可轻治，为儿作祸……其病可治，视人之子如己子，调护保养，无所不至。"(《育婴家秘·卷之一·辨小儿脉证治》)

儒家认为，诚信是天地之大道，天地之根本规律；追求诚信，则是做人的根本原则。《中庸》载："诚者，天之道也；诚之者，人之道也。"万密斋铭记儒家教诲，在执医中讲求诚信，重视医患信任关系，提出"用药如用兵，师不内御者胜"(《养生四要·卷之四·却疾第四》)。如知其医之良，即以其病付之，用而不疑，苟不相信，莫若不用。"只要专信我、用我，使我治好了，不在谢之多少。"(《幼科发挥·卷之下·肺脏主病》)他特别告诫个别自称懂医患者，见医生欲用药就说某药何用，无以异于教玉人雕琢玉者，若病治好了就说是自己治愈的，若治不好就将罪愆归咎于医生，这样的患者"安望其医者之用心，而致其病之痊乎"？

中和思想是儒学思想的精髓，主张天地万物在中和状态下各就其位，各行其是，"万物并育而不相害，道并行而不相悖"。《中庸》指出："中也者，天下之大本也，和也者，天下之达道也。致中和，天地位焉，万物育焉。"万密斋无论是养生方面，还是治病用药方面，处处都体现了中和思想。诸如在养生方面，他要求人们无论是情绪控制还是思维活动都要做到中和。"独者，人所不知，而己所独知之处也。方其静也，即喜怒哀乐未发时，所谓中也。与天地合其德，与日月合其明，与四时合其序，与鬼神合其吉凶。君子于此，戒慎乎其所不睹，恐惧乎其所不闻，不使离于须臾之顷，而违天地日月四时鬼神也。及其动也，正是莫见莫显之时，如喜怒哀乐，发开中节，这便是和。和者，与中无所乖戾之谓也。略有不和，便是不中，期违于天地日月四时鬼神远矣。"(《养生四要·卷之二·慎动第二》)在治法方面，他提出药必对证，中病即已。"治寒以热，治热以寒，中病则止，勿过其剂也。"(《养生四要·卷之四·却疾第四》)在遣方用药方面，他提出"阴阳相济"。无阳则阴天以长；无阴则阳无以化，阴阳互用，如五色成文而不乱，五味相济而得和。"凡养生祛邪之剂，必热无偏热，寒无偏寒。温无聚温，温多成热；凉无聚凉，凉多成寒。阴则奇之，阳则偶之。得其中和，此制方之大旨也。"(《养生四要·卷之四·却疾第四》)针对脾喜温而恶寒，胃喜清凉而恶热的特点，在调理脾胃方面他更加推崇五味相济之论。脾喜温而恶寒，胃喜清凉而恶热，喜恶不同，故难拘于一法。脾胃属土，居中以应四傍。其立法，必四气俱备，五味调和而后可。四气者，谓寒、热、温、凉。五味者，谓酸、苦、甘、辛、咸。辛甘温热为阳，酸苦咸寒为阴，气味合而服之，谓之阴阳相济，得其中和之法。如偏热则伤胃，偏寒则伤脾，非中道。"盖调理脾胃，必资于药。五气属天，五味属地，味气之中，惟甘平者，土之性。古人立法，必四气浑合，五味相济，所以'合于四时五脏阴阳，揆度以为常也'。今幼科方中，多用丁香、豆蔻、益智仁、砂仁之例，一切辛燥者，集群成剂，温养脾胃，耗散阳气，熬煎阴血，甚非所宜也。盖调理脾胃之法固难，而变通之法尤难，热则消于肌肉，寒则减于饮食。"(《育婴家秘·卷之三·调理脾胃》)

3. 参悟道义，寓道于养

道家崇尚自然，以养生健身、延寿益寿为宗旨，以调阴阳，和气血、保精神为原则，主张通过守一、导引、胎息、存神、内丹等方法，调和阴阳、疏通气血、培补精气、锻炼筋骨，颐养脏腑，调理肌肤，达到性命双修、身心和谐健康的目的。万密斋汲取道家养生精髓，提倡静心养生。他说："广成子曰：'必清必静，无劳汝形，无摇汝精，乃可长生。'庄子曰：'夫失性有五，一曰五色乱目，使目不明；二曰五声乱耳，使耳不聪；三曰五臭熏鼻，困惬中颡；四曰五味浊口，使口厉爽；五曰趣心滑心，使心飞扬。'此五者皆性之害也……人身之中，只有此心，便是一身之主，所谓视听言动者，此心也，故心常清静则神安，神安则七神皆安，以此养生则寿，殁世不殆。心劳则神不安，神不安则精神皆危，便闭塞而不通，形乃大伤，以此养生则殃。"(《养生四要·卷之二·慎动第二》)在静心养生方法方面，万密斋特别提倡打坐调息。他说："人之学养生，曰打坐，曰调息，正是主静功夫。""打坐，正是养生一件事。养生者，养其性情也。打坐者，收敛其心，不使放去也。""学长生者，皆自调息，为入门之道。"(《养生四要·卷之二·慎动第二》)

（二）本诸中医经典理论

1. 尊崇《内经》，精求经旨

《内经》为"医学之宗"，历代医家均将其奉为圭臬。万密斋也不例外，他尊崇《内经》，精求经旨，始终以《内经》理论指导其医学实践。

在养生方面，万密斋继承了《内经》的"治未病"思想及"法时"养生观，并以"法时""却疾"为卷名进行专章专论。如针对"治未病"，他说："吾闻上工治未病，中工治将病，下工治已病。治未病者十痊八九，治将病者十痊二三，治已病者十不救一。""善治者治皮毛，不善治者治骨髓。盖病在皮毛，其邪浅，正气未伤，可攻可刺。病至骨髓，则邪入益深，正气将惫，针药无所施其巧矣。""邵子曰：与其病后才服药，孰药病前能自防，即圣人所谓不治已病治未病之谓也。夫病已成而后药之，乱已成而后治之，譬犹渴而穿井，斗而铸锥，不亦晚乎？"（《养生四要·卷之四·却疾第四》）针对"法时"，他说："按《内经》曰：圣人春夏养阳，秋冬养阴，以从其根。故与万物沉浮于生长之门……阴阳和则气平，偏胜则乖，乖便不和，故春夏养阳也，济之以阴，使阳气不至于偏胜也；秋冬养阴也，济之以阳，使阴气不至于偏胜也。"（《养生四要·卷之三·法时第三》）

在辨证论治方面，万密斋亦多继承《内经》观点。如小儿病因病机，万密斋指出："《内经》曰：心者，君主之官，神明出焉。儿之初生，知觉未开，见闻易动，故神怯而易生惊也。""《内经》曰：诸痛痒疮疡，皆属于心火。儿病瘤丹、斑疹、龙缠虎带，虫疥癣疮，皆心火之病也。"（《育婴家秘·卷之一·心脏证治》）"《内经》曰：热伤肺。儿之衣太厚则伤热。寒热伤肺则气逆，为喘，为咳。"（《育婴家秘·卷之一·肺脏证治》）小儿辨证，万密斋继承《内经》色脉合参观点。他说："《内经》曰：能合色脉，可以万全。盖上医之治小儿也，以色合脉，以脉合色，实则泻之，虚则补之，不违其制，万全之道也。"（《育婴家秘·卷之一·辨小儿脉证治》）在小儿疾病治法上，万密斋谨按《内经》经旨，要求中病即止。诚如他所说："《内经》曰：'大毒治病，十去其三；小毒治病，十去其五；无毒治病，十去其七。'制为定数者，恐伤正气也。"（《养生四要·卷之四·却疾第四》）"故以寒治热，以热治寒，实则泻之，虚则补之，皆对病之方药也。服药之后，中病即已，勿过其制者，即《内经》大毒治病，十去其三；小毒治病，十去其五；无毒治病，十去其七之法也。《内经》曰：及其衰也，待其来复。谓病衰其半，即止其药，以待其真气之发生，又以乳食之养，助其发生之气。"（《育婴家秘·卷之一·辨小儿脉证治》）在遣方用药方面，万密斋继承了《内经》五脏苦欲补泻法则。他说："《内经》曰：辛以散之，如川芎、防风之类。又曰：辛甘发散为阳，以辛甘之药，合而用之，所谓火郁则发之。此治肝病之大略也。"（《育婴家秘·卷之一·肝脏证治》）"《内经》曰：以苦泻之，黄连是也。以咸补之，泽泻、车前子是也。神气浮越，多惊悸者，宜朱砂、赤石脂、龙骨以镇之。"（《育婴家秘·卷之一·心脏证治》）"《内经》曰：天气通于肺，轻清为天。清阳出上窍。本乎天者，亲上也。故治肺病者，宜用辛苦升浮之药，如苦酸，必用酒炒，使上升也。"（《育婴家秘·卷之一·肺脏证治》）

2. 熟谙《难经》，发皇古义

《难经》显《内经》之奥义，补《内经》之所未发，历代医家多誉之为"医经之心髓，救疾之枢机"。万密斋熟谙《难经》，在中医阴阳、五行、藏象基础上，结合其临床经验对《难经》"五邪""五泄""五损"进行了进一步阐发：①《难经》关于"病之五邪"的观点是依据五行生克制化理论进行论述的。他说："按《难经》有五邪之论，论本脏自病者为正邪，自前来者为实邪，自后来者为虚邪，自所胜来者为微邪，自所不胜来者为贼邪，此以五行生克之理论之也。"（《育婴家秘·卷之一·肾脏证治》）同时，万密斋根据《难经》"病之五邪"和"五邪所伤"之论提出临证时应审因辨证。他说："按四十九难五邪为病之论，如风伤肝，暑伤心，寒伤肺，湿伤肾，此四气之邪伤于外者然也。饮食劳倦则伤脾，此饥饱劳逸之邪生于外者然也。是五邪者，有本脏自病者，谓之正邪；有从前来者为实邪，从后来者为虚邪；从所胜来者为微邪，从所不胜来者为贼邪。一脏五病，五五二十五病……故诸邪之生于外者为外感，生于内者为内伤。有因外感以成内伤之病者，有因内伤之虚以致外感之邪者。临病之工，宜明辨之。"(《保命歌括·卷之五·内伤病》)②《难经》所言"五脏自病"，指的是五脏初病，而非久病。他说："四十九难云：忧愁思虑则伤心，形寒饮冷则伤肺，恚怒气上逆而不下则伤肝，饮食劳倦则伤脾，久坐湿地，强力入水则伤肾，是正经自病也。此言五脏受病之初，其几甚微，病久成虚，虚久成劳，针药莫疗，遂成传尸之症矣。是五伤者，人皆知之，苟能知祸而不犯其伤，则心静气和矣，何疾之忧哉？"(《保命歌括·卷之十二·虚损》)③脾泻、肾泻。他说："《发挥》云：《难经》五泄之论甚详，予论大肠泄、小肠泄、大瘕泄则易明。予论脾泻、肾泻，则难分晓也。且腑者府也，谓水谷所藏之府也，有所受则有所出；脏者藏也，乃魂魄神志意所藏之舍，无有所受，岂有所出哉？其脾泻者，即胃泻也，谓脾不能约束其胃，胃不能藏而泻也，故泻有属脾者，有属肾者。但自胃来者，水谷注下而多，自脾来者，则成黄糜，泻无度而少也……肾亦脏也，谓之肾泻者，肾开窍于二阴，为闭藏之主，肾虚则不能主闭藏而水谷自下。且下焦如渎者，有所受则有所出也，但泻不同。《难经》云其泻下重者，即肾泻也……肾泻亦与大瘕泻同。泻者痢也，乃积滞之物，故痢曰滞下。"(《幼科发挥·卷之下·泄泻》)④按寒热积辨治五泄。如《保命歌括·卷之二十一·泄泻》载："按五十七难云：泄凡有五，其名不同……其五泄者之病，胃、小肠、大瘕之证属热；脾、大肠之证属寒。其名有五，其因每起于脾胃之湿。故胃、小肠、大瘕三泄者，为热温，并宜大承气汤下之。唯大瘕泄，再加甘草，以有茎中痛也。脾、大肠二泄者，为寒温，并宜理中汤温之。惟脾泄再加陈、青皮，以腹胀满也。此五泄者，统论泄病之证。"⑤以"阴阳虚实"释"五损"。如《保命歌括·卷之十二·虚损》载："十四难云：至脉从下上，损脉从上下也。一损损于皮毛，皮聚而毛落；二损损于血脉，血脉虚少，不能荣于五脏六腑也；三损损于肌肉，肌肉消瘦，饮食不为肌肤；

四损损于筋，筋缓不能自收持也；五损损于骨，骨痿不能起于床。反此者，至脉之病也。从上下者，骨痿不能起于床者死；从下上者，皮聚而毛落者死……按此以损、至之脉论，阴虚阳虚之症，乃本脏之自病也。至者，数脉也。自六至而上，以至十二至，皆阳盛阴虚之脉。阴气先绝，故肾先病，至皮聚毛落死者，孤阳不能存也。损者，迟脉也，自三至而下，以至两息一至，皆阴盛阳虚之脉。阳气先绝，故肺先病，至骨痿不能起于床者，死。孤阴不能独立也。"⑥在《难经》治损之法基础上阐发治损方药。《保命歌括·卷之十二·虚损》载："损其肺者益其气。肺主气，气者阳也。肺气通于天，必用轻清升浮之剂，然后可以补肺之虚而益其气也，如四君子，益气之药也，皮聚毛落者宜用之。然肺损者，宜参术调中汤主之。损其脾者调其饮食，适其寒温。脾胃者，谷气之本也，饥则伤脾，饱则伤胃。脾喜温而恶寒，胃喜清而恶热，故补其脾胃者，四气俱备，五味相济，宜参苓白术散、补中益气汤、益胃汤主之。损其心者调其荣卫。心主血脉，荣行脉里，卫行脉外。血为荣，气为卫，故损其心者，宜双和汤、八物汤、十全大补汤。神不足者，宜人参养荣丸、天王补心丹主之。损其肝者缓其中。肝主筋，故肝损则筋缓不能自收持，宜加味虎潜丸。如梦鬼交者，宜桂枝加龙骨牡蛎汤主之。损其肾者益其精。肾藏精，精不足者，补之以味。谓味之厚者，降沉之剂也，宜六味地黄丸、肾气丸、丹溪滋阴大补丸主之。"

3. 潜心《伤寒论》，阐发六经

《伤寒论》集汉代以前医学之大成，系统总结了前人的医学成就和实践经验，创立了六经辨证体系，为辨证论治奠定了基础。万密斋崇尚《伤寒论》之论，闲暇之余，潜心钻研，在《伤寒论》基础上，融会自己的临证体会，著《伤寒摘锦》两卷，从本经病证、兼加病证、禁忌证、愈解与传变之证等方面总结分析了太阳、阳明、少阳、太阴、厥阴以及少阴经等六经病证，并对伤寒瘥后调理不周所引起的阴阳易劳食复诸证、伤寒两感证、伤寒成暑瘟感异气变他病脉证、伤寒冬温伏气时行疫病证治、霍乱病证治、伤寒将理法并诸死脉证等进行了阐发。他吸取前贤六经学说之精华，认为脏腑和经络为有机整体，六经形证当以脏腑经络合参而论，经络、气化合参而论，提出六经传变不拘日数，治随证转之论。所有这些为六经辨证理论体系的创立提供了有益借鉴。

（三）发挥前贤各家之说

1. 法宗张仲景、王叔和

张仲景，史称医圣，名机，字仲景，东汉南阳郡涅阳县人，其《伤寒杂病论》，熔理、法、方、药于一炉，开辨证论治之先河，形成了独特的中国医学思想体系，极大地推动了后世医学的发展。万密斋对张仲景伤寒之治法与用药特别推崇。他说："长沙著论治伤寒，汗用辛甘下苦咸，此法古今终不变，莫将羌活杂真诠。辛甘发散为阳，桂枝之辛，麻黄之甘，所以开发腠理，驱逐风寒。咸苦下泄为阴，芒硝之咸，大黄之苦，所以攻坚泻实，荡涤肠胃。""仲景著《伤寒论》，于太阳病，因有恶风恶寒之症，知其在表，故用桂枝汤治中风有汗者，此风淫所胜，以辛散之。麻黄汤治伤寒无汗者，此寒淫所胜，治以甘热。若无恶风寒之症，则不轻用矣。于阳明经，因有胃实痞满燥实坚之症，知其在里，故用承气汤。枳实以泻痞，厚朴以泻满，大黄以泻实，芒硝以润燥软坚。若无胃实之症，则不敢用矣。"（《保命歌括·卷之二·伤寒》）此外，某些儿科疾病的治疗，万密斋亦取法于张仲景。如泄泻，他说："治有三法者，按仲景《伤寒论》云：下利不止者，宜理中丸。理中者，理中气也。治泻，不利小便非其治也，五苓散主之。不止者，利在下焦也，宜赤石脂禹余粮汤止之。故初则温中，理其胃气也；次则分利，使阴阳和畅，水谷分别也；末则止涩，涩可去脱，恐肠胃滑而谷气不收也。此三者治泻之大法也。故予家传心法，初用理中汤，中用五苓散，末用七味豆蔻丸，或一粒白玉丹，即是仲景之法。"（《育婴家

秘·卷之三·泄泻证治》)

王叔和，名熙，晋代著名医学家、医书编纂家，其所著《脉经》，系统归纳了 24 种脉象，并对脏腑、经络、病证、治则、预后等进行了阐述，对后世医学发展产生了深远的影响。万密斋在临证中对于某些疾病的治疗亦多法宗王叔和。如妊娠聚积，万密斋在王叔和"治下"指导下，创制"斩鬼丹"。他说："《脉经》云：设令宫中人，若寡妇无夫，曾夜梦寐，交通邪气，或久怀作癥瘕，急当治下。斩鬼丹，治妇人鬼胎如抱甕。吴茱萸、川乌头、白僵蚕（炒）、秦艽、柴胡、巴戟（去心）、巴豆（不去油）、芫花各一两。上为末，蜜丸，梧桐子大，每服七丸，蜜酒吞，取去恶物即愈。"（《广嗣纪要·卷之八·妊娠聚积》）又如胁痛，万密斋基于王叔和"肝气有余，两胁作痛"，提出泻肝与行气的治胁痛之法。他说："《脉经》云：脉双弦者，肝气有余，两胁作痛。由此观之，胁痛为肝病者明矣，但所因有不同耳……外有伤寒发寒热而痛者，属足少阳胆、足厥阴肝二经病也，治以小柴胡汤，无有不效者。""肝木气实者，因怒气大逆，肝气郁甚，谋虑不决，风中于肝，皆木气大实，故火盛肝气急也，宜用小柴胡汤加苍术、川芎、青皮、当归。痛甚者，肝火盛也，宜当归龙荟丸，姜汁下，是泻肝火之要药也，或用左金丸煎小柴胡汤送下。""性急多怒之人，时常腹胁作痛者，用小柴胡汤加川芎、香附、青皮煎服；甚不止者，以煎药送下当归龙荟丸，其效甚速。""胁痛、胃脘痛，惟妇人多有之，以忧思忿怒之气素蓄于中，发则上冲，被湿痰死血阻滞，其气不得条达。故治妇人者，必以行气开郁为主，兼以破血散火之剂为佐，用香附子、苍术、川芎为君，青皮、木香、吴茱萸（炒）、黄连作丸服之。"（《保命歌括·卷之三十二·胁痛》）

2. 遥承钱乙、陈文中

钱乙，北宋著名儿科专家，后世尊称为"儿科之圣""幼科鼻祖"，其撰写的《小儿药证直诀》，第一次系统地总结了小儿辨证施治方法，使儿科自此发展成为独立的一门学科。其儿科五脏辨证论治，为万密斋小儿的五脏证治思想提供了理论依据。如《小儿药证直诀·脉证治法·五脏所主》曰："心主惊，实则叫哭，发热，饮水而摇；虚则卧而悸动不安。肝主风，实则目直，大叫，呵欠，项急，顿闷；虚则咬才，多欠气；热则外生气；温则内生气。脾主困，实则困睡，身热，饮水；虚则吐泻，生风。肺主喘，实则闷乱喘促，有饮水者，有不饮水者；虚则哽气，长出气。肾主虚，无实也。惟疮疹，肾实则令黑陷。"万密斋诊治小儿病变，对上述钱乙五脏病证之论，多有参考和借鉴。他还基于钱乙"小儿五脏六腑，成而未全，全而未壮"之论，提出小儿"肝有余，脾常不足，肾常虚，心常有余，肺常不足。有余为实，不足为虚"的特点。

陈文中，宋代医家，精通内科、儿科，著《小儿病源痘疹方论》五卷。万密斋继承了陈文中的养子之法，提出小儿不可久浴、频浴。他说"陈氏养子十法云：一要背暖，二要肚暖，三要足暖，四要头凉，五要胸凉，六勿令忽见非常之人，七脾胃要温，八儿哭未定勿使饮乳，九勿服轻粉、朱砂，十宜少洗浴。大凡小儿冬不可久洗，浴则伤冷；夏不可久浴，浴则伤热。频浴则背冷而发惊。若遇热时，以软绢蘸汤拭之可也。"（《育婴家秘·卷之一·十三科·鞠养以慎其疾四》）

3. 近采李东垣、朱丹溪

李东垣，金代医家，名杲，字明之，号东垣老人，金元四大家之一，中医"脾胃学说"创始人，著作有《内外伤辨惑论》《脾胃论》《兰室秘藏》和《用药法象》等。李东垣十分重视脾胃在人体的作用，在治病立法上注重调理脾胃和培补元气，扶正以驱邪。万密斋对李东垣《脾胃论》十分赞赏。诚如其所云："胃为戊土，以司受纳；脾为己土，以司传化。胃阳主气，脾阴主血，荣卫乎一身者也。故脾胃实，则糟粕变化，津液流通，神安而性静，气盛而命立，则无病矣。脾胃若伤，则水谷入少，荣卫气衰，形敝而性命无所依附矣。此东垣《脾胃论》，诚发千古不传之秘也。"（《养生四要》卷之四·却疾第四）"人读东垣书，用补中益气汤，只说内伤是不足之病，不知其有余之为内伤也。盖不足者，脾胃之正气不足也；有余者，水谷之邪气有余也。故诸补中益气方者，皆治其不足之病；诸导滞消积方者，皆治其有余之病也。"（《养生四要》卷之四·却疾第四）因此，他指出，小儿"调理之法，不专在医，唯调乳母，节饮食，慎医药，使脾胃无伤，则根本常固矣。"（《幼科发挥》卷之下·调理脾胃）

朱丹溪，元代医学家，名震亨，字彦修，金元四大家之一，养阴派代表人物，著有《局方发挥》《格致余论》《伤寒论辨》等。在小儿护理方面，万密斋基于朱丹溪"阳有余阴不足论"的观点，提出小儿应薄衣节食兼调乳母。他说："丹溪曰：人生十六岁以前，气血俱盛，如日方升，如月将圆，唯阴常不足。故童子裳不裘帛。盖下体主阴，得寒则阴易长，得温暖则阴暗消。是以下体不与绢帛夹厚温暖之服，恐阴气受伤，是为确论。""丹溪曰：小儿气血俱盛，食物易消，故食无时。然肠胃尚脆而薄，若稠黏干硬，酸咸辣甜，一切鱼肉瓜果酒面，烧炙煨炒，但是发热难化之物，皆宜禁绝。""丹溪曰：乳子之母，尤宜谨节，饮食下咽，乳汁便通；情欲动中，乳脉便应；病气到乳，汁必凝滞。儿得此乳，疾病立至，不吐则泄，不疮则热，或为口糜，或为惊搐，或为夜啼，或为腹胀。"（《育婴家秘》卷之一·十三科·鞠养以慎其疾四）此外，万密斋对朱丹溪治痿症、膈噎的方法非常推崇。如其云："诸痿皆因肺热成，法宜清燥取阳明，丹溪著论超千古，若作风医误煞人。""丹溪曰：经云诸生于肺热。只此一句便见治法。"（《保命歌括·卷之十五·痿痹》）又云："古有诸方不足凭，丹溪著论抵千金，养阴四物生津液，开郁清痰只二陈。治法宜养血生津，滞痰降火，润气补脾，抑肝开郁。古方皆是香燥大热之药，如五噎宽中散有姜有桂，十膈散有附有乌，俱不足取法，惟丹溪先生以二陈汤为主加减立法。其言曰：气郁之滞，久留清道，非借香热，不足以行，然有大黄、石膏、竹茹、芒硝、泽泻、前胡、茯苓、黄芩、芦根、瓜蒌等药为之佐使。其始则同，终则异也。病邪易去，其病自安。"（《保命歌括·卷之二十八·膈噎》）在养生方面，万密斋认为，丹溪滋阴大补丸为培元固精最佳方剂。诚如他所说："夫肾者，生之本，为阴阳之枢纽，荣卫之根柢，所以有补无泻也。丹溪滋阴大补丸最佳……方中以五味子补肺，滋其水之化源；山茱萸补肝；山药、红枣补肾脾；石菖蒲补心；熟地、苁蓉、山茱萸、枸杞、牛膝、杜仲补元精、固精；山药、红枣、五味子、小茴补元气调气；巴戟、远志、石菖蒲、白茯苓补神安神。其性味清而不寒，温而不热，温凉相济，阴阳适调，滋补之巧，岂金石所能及也？丹溪云：非深达造化之精微者，未足以议此也。"（《养生四要》卷之四·却疾第四）

（四）秉承家传岐黄之学

万密斋三代业医，考虑到其家学无人继承，无法彰显后世，在其父去世后始弃儒业医，搜集家学，著书立说。他说："在粤自先祖杏坡翁，豫章人，以幼科鸣，第一世，蚤卒。先考菊轩翁，孤，继其志而述之。成化庚子客于罗，娶先妣陈氏，生不肖，乃家焉，其术大行，远近闻而诵之万氏小儿科云，为二世……翁卒矣，顾其幼科之不明不行也。前无作者，虽美弗彰；后无述者，虽盛弗传，不肖之责也。故予暇日，自求家世相传之绪，散失者集之，缺略者补之，繁芜者删之，错误者订之。书成，名《育婴家秘》，以遗子孙，为三世。"（《幼科发挥·叙万氏幼科源流》）"惟痘疹一科，钱氏用凉泻，陈氏用温补，立法不同，执偏门之说者无以白二先生之心，先子为吾剖析发明：仲阳之用凉泻因其烦躁、大小便不通也；文仲之用温补，因其泻渴、手足冷也，虚则补之，实则泻之，所谓无伐天和，无翼其胜也。吾谨识之，但遇斑疹，如教施治，多所全活，乃叹古人立法之善，先子用法之精，非滞隔之能及。如是搜辑家教，汇成歌括，命曰世医心法，用寿诸梓与天下后世共之，庶先子之仁术，与钱陈二家同芳，不徒泯泯已焉耳。"（《痘疹心法·痘疹世医心法自序》）

万密斋在妇科、儿科疾病的治疗及用药方面多有家传。如治疗妊娠伤寒，万密斋指出："妊娠伤寒，专以清热和胎为主，各随六经所见表里之证治之。务宜谨慎，不可与常病伤寒同治，以致损胎，误其母子性命也。此予家传之秘，宜珍重之。"（《万氏女科·卷之二·胎前章》）在方药运用上，他说："治痫用琥珀抱龙丸，治疳用肥儿丸，治胎禀不足，用补肾地黄丸。此三方者祖训相传，子孙敬守。"（《育婴家秘·卷之一·十三科·鞠养以慎其疾四》）"祖训钱氏诸方，法当遵守，惟脾胃一条，吾于脾热者，泻黄散；胃热者，人参白虎汤；脾胃寒者，理中汤丸；脾胃虚者，异功散、调元汤、人参白术散、养脾丸；伤台者，清积丸、保和丸；食宿成积者，枳朴大黄丸；湿胜者，胃苓丸；欲成疳者，肥儿丸；已成疳者，集圣丸，此吾家秘之法也，不可轻泄。"（《育婴家秘·卷之一·脾脏证治》）

二、学术特色

（一）提倡养生四要

中医养生理论虽内容十分丰富，但也往往令普通民众无所适从。万密斋则汇萃诸家之长，将自秦汉以降前贤的养生理论进行了总结、概括，对养生方法进行了提炼、诠释，提出养生四项基本要求："寡欲、慎动、法时、却疾"。"寡欲"是从固守保护护构成人体、维持人体生命活动的物质基础——"精"，包括生殖之精、水谷之精，确保"生命之根"不被损坏对养生提出的要求；"慎动"是从保养安定维持生命活动的功能和动力——"气"，包括元气、宗气，确保机体功能正常对养生提出的要求；"法时"则是从人与自然的整体性关系对养生提出的要求；"却疾"则基于养生之根本目的"治未病"对养生提出的要求。此外，万密斋还探讨了保证子嗣传承男女双方所需采取的必要的修身养性之道，对影响生育的男女生殖器畸形、损伤及妊娠等作了阐述。

1. 寡欲

寡欲，是我国历代医家与养生家所提倡，尤为道家所推崇的养生方法之一。"寡欲"一词始载于《老子》十九章："见素抱朴，少私寡欲，绝学无忧。"孟子亦认为修身明德应当寡欲，他指出："养心莫善于寡欲。其为人也寡欲，虽有不存焉者，寡矣；其为人也多欲，虽有存焉者，寡矣。"《养性延命录》亦载："少不勤行，壮不竞时，长而安贫，老而寡欲，闲心劳形，养生之方也。"

（1）坚忍其性，节欲守精 "欲"，是指生物体内产生的某种需求必须得到满足的感觉。道家认为，欲望是罪恶和灾难的根源。如李耳指出："祸莫大于不知足，咎莫大于欲得。"故无论是治国理政，还是修身养性都要对欲望适当加以抑制，做到嗜欲有度，即"少私寡欲"。"约其所守，寡其所求，去其诱慕，除其嗜欲，损其思虑。约其所守则察，寡其所求则得。"（《淮南子》）"欲得恬愉澹泊，涤除嗜欲，内视反听，尸居无心。"（《抱朴子内篇》）万密斋所言"欲"，仅指人类赖以生存和繁衍生息的两大基本欲望：性欲和食欲。他认为，"性欲""食欲"是人之本性与常情，也是人类繁衍生息的基础，对维持生命与延续生命至关重要。"夫食色，性也。故饮食、男女，人之大欲存焉。""口腹之养，躯命所关。""构精者，所以续纲常也。"（《养生四要·卷之一·寡欲第一》）

中医认为，"精"是构成人体、维持人体生命活动的物质基础，包括生殖之精、水谷之精。性欲强、交接多，则伤"生殖之精"；食欲强、饮食过，则伤脾胃，水谷之精难以化生。基于以上认识，万密斋指出，养生首先要"寡欲",坚决抵制各种美色、美食的诱惑。"夫寡欲者,谓坚忍其性也。"他认为,"性欲""食欲"不可过强,以避免人体之"精"过度损耗,否则将会危害身体健康,"欲不可纵,纵欲成灾"。正所谓"佳丽之色,利于刃也;膏粱之味,毒于鸩也,远而疏之,不可狎也。""精太用则竭,谷太伤则减,虽有补益之功,不能胜其旦暮之牿矣。"

同时,万密斋指出,寡欲只是节欲、少欲,并非禁欲、无欲。"寡之者,节之也,非若佛老之徒,弃人伦,灭生理者也。""必绝谷,必休妻而后可以长生,则枵腹之瘠,救死不赡,使天下之人坠厥宗者,非近人情者之惑欤。"若强行压制性欲,禁欲或者无欲,则将"目有所接,心火欻起,虽有灾害,亦莫之顾。故曰寡欲,只在谨独。"

(2)戒色节欲,固守生殖之精　生殖之精,即具有生殖和繁衍生命的精微物质,它是构成生命的原始物质,乃生命之本。万密斋指出,生殖之精难成而易亏,尤当珍惜;若过早或过多纵欲,则会伤害身体甚至危及生命。"男子十六而精通,至六十四岁而精竭。女子十四岁而经行,至四十九岁而经断。初生之时,形体虽具,精血犹未生也。必待哺乳之养,水谷之气,日生月长,男子十六而精始溢,女子十四而血乃泻,成之何其难耶?男子八八而精竭,女子七七而血尽,败之何其易耶?夫以十年所生之精血,尚不满于百半之用,譬诸草木,气聚于春者,复败于秋也,虽欲留之,只有许多分数。况以难成易败之精血,不知爱惜,反暴弃之,所以不待八八、七七之期而早毙矣"(《养生四要·卷之一·寡欲第一》)。若男子未及二八而御女,各通其精,致精未满而泻,使相关脏腑虚衰,日后将有"难形状之疾";成年以后,纵欲过多,也会损伤肝肾,导致阳痿、遗精等,若阴精亏损,却仍纵欲,求女强合,精伤而阴虚阳亢,致易举易痿,则"隐曲未得而精先泄矣";至于进入垂老之年,其肾精已不足,却仍纵欲以耗之,致机体精津损耗过度,终将导致"精尽髓竭",如此,则在阳痿同时而见小便淋痛、大便干涩、头倾足软、腰脊疫痛等全身精津不足之症。同时，他指出："配匹之际，承宗祀也；婚姻以时，成男女也；夫妇有别，远情欲也。故身无痼疾、生子贤而寿。今人不知宗祀为重，交接以时，情欲之感，形于戏谑，燕婉之私，朝暮阳台，故半百早衰，生子多夭且不肖也。"因此，节制性欲既是摄养身体、延年益寿的需要，又是广延子嗣的需要。"寡欲者，所以养性命也。""寡欲者，延龄广嗣之第一紧要也。"

①戒色节欲，惜精守精　年龄不同，则生理状况和气血盈亏亦不同。无论是哪个年龄阶段，都应结合身体相应生理需求来有节制地养生，珍惜、固守生殖之精，不可纵欲，伤害身体，影响子嗣后代。

少年戒色：男子长到八岁，肾气才开始充实，发长齿更；十六岁后肾气日益充盈，开始溢精。精者，血之液；气者，精之导。男子在少年之时，血气充盈而易溢，当此血气兴旺，加之对少女的倾慕，欲动情胜，交接无度，譬如园中之花，早发必先痿也，况禀受怯弱者乎？因此，少年男子血气未定，应当戒色。

壮年节欲：万密斋指出，交接多则伤筋，施泄多则伤精。肝主筋，阴之阳，筋伤则阳虚而易痿；肾主精，阴中之阴，精伤则阴虚而易举；阴阳俱虚，则时举时痿，精液自出，念虑虽萌，隐曲不得矣。因此，壮年男子应当节欲、少欲，固守生殖之精。

老年抑欲：万密斋指出，老年男子，其精益耗，又近女色以竭之，则肾之精不足，取决于脏腑；脏腑之精不足，取决于骨髓。脏腑之精竭，则小便淋痛，大便干涩；髓竭则头倾足软，腰脊疫痛。因此，老年男子应当抑制自己的性欲，勿近女色，护养脏腑精髓。

②损益制中，调血固精　万密斋认为，固守生殖之精还要注意通常的调养，并根据男女不同的体质特征各有侧重。男女性别不同，其生理、病理特点各异，损之益之，制之于中，使气血和平。在生理方面，男子以精

气为主，以肾为先天，女子以血为本，以肝为先天。有鉴于此，万密斋指出："人能知七损八益，则形与神俱，而尽终其天年，不知此者，早衰之道也。"所谓七损八益，是指女子应耗其气以调其血，不损之则经闭成病矣；男子应补其气以固其精，不益之则精涸而成疾矣。"七者，女子之数，其血宜泻而不宜满；八者，男子之数，其精宜满而不易泻。"男子形乐则气盈，志乐神必荡，不知安调则神易散，不知全形则盈易亏，其精常不足，不能至于溢而泻也，故男子应补其气以固其精，宜常服八益丸补气固精；女子性偏急而难容，情媚悦而易感，难容则多怒而气逆，易感则易伤津血，气逆不行，血少不荣，则月事不以时下，故女子应耗其气以调其血，宜服七损丸抑气调血。

③远色断想，涵养德性　万密斋建议人们在日常生活中培养一些健康有益的兴趣爱好，转移思想欲念，修身养性，避免沉溺于色情。"古人教子，舞刀、舞剑、学文，朝习夕游焉，所以涵养德性，禁其非心也。故能气质清明，德业成就，福寿绵长。"同时，他指出，男子一旦出现耗精伤精的迹象，就应及早远色断想，移神于清净法界，歌舞以适其情，谷肉以养其身，上药以补其虚，则"屋破犹堪补矣"，切勿寻求兴阳之药、御女之术，纵欲无度，否则生命危矣。"苟不悔悟，以妄为常，乃求兴阳之药，习铸剑之术，则天柱折，地维绝，虽有女娲氏之神，终不能起塚中之枯骨。"

（3）节食少饮，充养水谷之精　水谷之精，即摄入的饮食通过脾胃腐朽运化功能而化生的精微物质，它是维持人体生命活动的营养物质，乃生命之源。"五谷之养，五畜之助，五菜之充，五果之益，谷气之所资也。""全谷则昌，绝谷则亡。"人以谷肉菜果为食，谷肉菜果各有五气五味，人食之，先入本脏，酸生肝，苦生心，甘生脾，辛生肺，咸生肾，而后养其血脉筋骨。然五脏之生虽本在五味，但酸多伤脾，辛多伤肝，咸多伤心，苦多伤肺，甘多伤肾，且臊气入肝，焦气入心，香气入脾，腥气入肺，腐气入肾，故五谷为养，五畜为助，五菜为充，五果为益，不可太过，过则成病矣。此外，人体摄入的饮食需经由脾胃腐朽运化才能化生为水谷之精，"脾胃强则谷气全，脾胃弱则谷气绝。"肠胃容积自有定数，而肠胃乃水谷之所藏，故饮食多少，常有分数，如果饮食过量，则肠胃狭小不能受容；不能受容则或溢而上出；不上出则停于中而不行；水不行则为蓄水；食不化则为宿食，蓄水宿食变生为诸病。"食过常分则饱，饱则肠满，满则筋脉皆横，则解散不相连属，则为肠澼、为痔、为痢、为脾泄、为肠风，为脏毒矣。"正所谓"饮食自倍，脾胃乃伤。"因此，万密斋指出，寡欲除了节制性欲之外，还应做到饮食有节，护养脾胃，以充养水谷之精。"人于脾胃，可不知其所养乎！养脾胃之法，节其饮食而已。""无放饭无流歠者，节之礼，谨防其过也。"

①谨和五味，护养五脏　饮食五味对五脏虽具有滋养作用，但若过于偏嗜某一味，就会造成五味失衡、营养失调而伤及五脏。《素问·生气通天论》载："阴之所生，本在五味，阴之五宫，伤在五味。是故味过于酸，肝气以津，脾气乃绝；味过于咸，大骨气劳，短肌，心气抑；味过于甘，心气喘满，色黑，肾气不衡；味过于苦，脾气不濡，胃气乃厚；味过于辛，筋脉沮驰，精神乃殃。"即饮食五味是五脏阴精的物质基础，五味调和能促进五脏阴精的化生，而五味偏嗜会损伤五脏，产生不同的病症。因此，万密斋指出，五味虽养人，多食则反伤人，故在饮食上兼五味，勿厌食偏食，偏食则可能引发相应疾病，"嗜有所偏，必生所偏之疾"。如常吃鹧鸪、鸠子之人，发皆咽喉之病。"五味稍薄，则能养人，令人神爽，稍多，随其脏腑各有所伤。""古人食必兼味者，相因欲其和也。"

②节制饮食，固护脾胃　一日三餐不多食。万密斋指出，古人制食，早曰昕食，晏曰旰食，夕曰晡食，谓之三餐。三餐之外不多食也。"早晨一碗粥，饭莫教人足，恐其过饱，伤脾胃也。"

喜嗜之物不纵口　凡有喜嗜之物，不可纵口，常念病从口入，惕然自省。苟不知节，必餍足而后止，则气味之偏，害其中和之气。传化之迟，斯成菀莝之积矣，为痞为满为痛。纵一时之欲，贻终身害，善养生者，固如是乎。"上古之人，饥则求食，饱则弃余可也。"

酒香醇美不贪杯　酒味甘辛苦，气大热，苦入心而补肾，辛入肺而补肝，甘入脾和气血而行荣卫，通血脉，陶性情。然若过度饮酒，酒停不散，清则成饮，浊则成痰，停滞于机体不同部位或不同的脏腑，将发生相应的病变。如大饮则气逆，饮者，酒也，大饮则醉，醉则肺先受伤，肺主气，肺受伤则气上逆而病吐衄也。又如酒耗气乱神、烂肠胃、腐胁，莫有甚于此者。因此，万密斋指出，大饮"岂不危乎！岂不伤乎！"

毋庸置疑，由于自然环境、气候条件、民族习俗等差异，不同地域之人在饮食结构和饮食习惯上自然有所不同，因此饮食不仅要有节制，而且要适应地域饮食习惯，否则饮食失常，就会影响脾胃功能，致使过多的水谷难以运化、布散，成水饮、宿食阻滞于中焦，甚至引发诸多变症。"四方之土产不同，人之所嗜，各随其土之所产，故东方海滨傍水，其民食鱼而嗜咸；西方金玉之域，其民食鲜美而嗜肥脂；北方高陵之域，其民食乳酪；南方卑湿之域，其民嗜酸而食鲋。中央之地，四方辐辏，其民食杂。五域之民，喜食不同，若迁其居，变其食，则生病。"（《养生四要·卷之一·寡欲第一》）

总之，万密斋认为，寡欲，节是关键，守是核心。只有节欲少食，注重调养，固守先天之精、善存后天之本，才能保证身体健康、延年益寿。

万密斋的"寡欲"养生思想以固护生命之本为宗旨，提出"坚忍其性则不坏其根"，即人们应当适度控制自己的欲望，尤其要节制性欲和食欲，以使生殖之精不外泄损耗，保障脾胃无伤而化生水谷之精。这些在人们的日常起居生活中都是切实可行，行之有效的，它对当今人们的延年益寿及中华民族的繁衍昌盛都不无裨益，故其"寡欲者，延龄广嗣之第一紧要也"的精辟学术见解仍值得我们珍视和借鉴。

2. 慎动

"慎动"一词，始见于北宋理学创始人周敦颐《通书》，属于哲学范畴，是其在儒家"慎独"基础上建立的自我修养标准。《通书·慎动第五》载："动而正曰道，用而和曰德。匪仁，匪义，匪礼，匪智，匪信，悉邪也！邪动，辱也。甚焉，害也。故君子慎动。"即人们的行为必须符合"仁、义、礼、智、信"五常行为规范，否则会犯错，变成"邪动"，招来祸端而自受其辱，故人们行动一定要慎重，认真审视自己所作所为是否合乎"仁义礼智信"，三思而行。然而慎动养生思想早在《内经》中就有所体现。《素问·上古天真论》开宗明义，指出养生应"法于阴阳，和于术数，食饮有节，起居有常，不妄作劳"，只有这样才能"形与神俱，而尽终其天年，度百岁乃去"。《素问·举痛论》则从情志过激、外感邪气、过劳所伤三方面阐发了疾病发生的病因病机，"百病生于气也，怒则气上，喜则气缓，悲则气消，恐则气下，寒则气收，炅则气泄，惊则气乱，劳则气耗，思则气结。"

（1）保定其气，不疲其枝　善养生者必知养气。气是构成人体、维持人体生命活动的最基本物质，为人体生命活动提供动力和能量，气机升降出入运动乃"天地之体用，万物之橐籥，百病之纲领，生死之枢机"，是人体生命活动的根本。气聚则生，气壮则康，气衰则弱，气散则死。而形神妄动必然或消耗人体之气，或扰乱气机升降出入运动，"怒则气上，喜则气缓，悲则气消，恐则气下，寒则气收，炅则气泄，惊则气乱，劳则气耗，思则气结"，甚至引发疾病，危害生命。可见，人们在日常生活中要注意慎动，以保养和安定人体之气。故万密斋认为，"慎动者，谓保定其气也"。气足则形体得以煦养而不疲劳，身强体健，诚如万密斋所言："保定其气则不疲其枝矣"。

（2）去欲存心，慎独自律　欲望是人类与生俱来的。万密斋认为，人们在体验认知宇宙万物时，若与其原来的自然景象存在差异或错误皆为欲望。"体认未动前是什么气象，到动时气象比未动时何如？若只一样，便是天理，若比前气象少有差讹，便是人欲。"欲望是行动的先导，欲望恶性膨胀必然将自己引向深渊，带来祸害。诚如万密斋所言："人之好动者，多起于意，遂于必，留于固，成于我。意之初，犹可慎也，至于必则无所忌惮矣。故曰：人悖之凶者，小人而无忌惮也。"即人们的行为多萌发于意念，于是偏执一端而持守，并由之而固执从事，一意求有所得，以实现自我私利；意念之初，尚且可以谨慎小心，人们若一心为了达到目的，则必然偏执一端，无所顾忌和畏惧，一意孤行，必将带来灾祸。心藏神，心主意，人们视听言动等欲望都受心主宰与控制。"人身之中，只有此心，便是一身之主，所谓视听言动者，此心也。"故万密斋强调，养生一定要去除心中欲望，心常清静则神安，神安则七神皆安，以此养生则寿，殁世不殆，心劳则神不安，神不安则精神皆危，便闭塞而不通，形乃大伤，以此养生则殃。"必静必清，无劳汝形，无摇汝精，乃可以长生"。

万密斋强调，慎动养生除摒除欲望外，更要注意慎独。"慎动者，吾儒谓之主敬，老氏谓之抱一，佛氏谓之观自在，总是慎独工夫。"所谓慎独，是指当独自一人而无人监督的情况下，也要心存敬畏，严于律己。"独者，人所不知，而己所独知之处也。""君子于此，戒慎乎其所不睹，恐惧乎其所不闻，不使离于须臾之顷，而违天地日月四时鬼神也。"人们在心境宁静，喜怒哀乐等情志活动处于其本性状态，无偏无倚，即"中"的状态，其思想要"与天地合其德，与日月合其明，与四时合其序，与鬼神合其吉凶"。而最隐蔽的言行能够看出一个人的思想，最细微的事情能够显示一个人的品质，故人们在独自一人时更要谨言慎行，发开中节，即"和"的状态。"及其动也，正是莫见莫显之时，如喜怒哀乐，发开中节，这便是和。和者，与中无所乖戾之谓也。略有不和，便是不中，其违于天地日月四时鬼神远矣。"

（3）**打坐调息，静心养性**　万密斋认为，人们生活于复杂纷繁社会中，总是会受各种诱惑的影响，心难得有片刻清静。他说："人一身之间，目之于色，耳之于声，口之于味，心之于思，纷纷扰扰，那得一时休息，到得夜来，恩爱之缠，邪辟之私，岂无一念。"故人们养生应经常学做打坐和调息，收敛心绪，而不使之放荡不羁。他说："人之学养生，曰打坐，曰调息，正是主静工夫。""打坐正是养生一件事。养生者，养其情性也。打坐者，收敛此心，不使放去也。"

打坐，道家称"盘坐""静坐"，佛家称"禅坐""禅定"，是指闭目盘膝而坐，手放在一定位置上，调整气息、断除妄想。万密斋认为，打坐的基本要领是目无所视、耳无所闻、口无所语、无思无为、无尘无垢。他指出，古仙教人打坐，垂其帘，塞其兑，入学打坐时，只说垂帘者，微暝其目，不可紧闭也，塞其兑者，闭口勿吐气，但令鼻呼吸而已，曾不知"垂其帘者，教人勿视也；塞其兑者，教人勿语也"。"今之学长生者，到打坐时暝目闭口，放下打坐，依旧妄视妄语，如何收得此心住。更有一等方士，静静打坐做科范，心下却东西南北走去了，只当弃下个死尸兀坐在这里。"他指出，打坐真正要紧之处就是只怕外观好像已处于一个相对静止的状态，而心中仍受各种诱惑的搅扰，"今人静坐，正一件吃紧处，只怕外若静，而中未免搅扰者"，故打坐时一定要思忖如何才能使心不妄动，否则只是搬弄显摆而已。

万密斋强调，打坐并非呆坐，一定要讲究方法、注重实效，切不可道听途说、误入歧途，并结合自己亲身体验阐述了打坐的方法，及可能出现的问题与解决指导，条理分明、简单易学。他说："吾常学打坐，内观其心是什么样子，只见火起来，收煞不住，乃学古人投豆之法，以黑白二豆分善恶。不问子后午前，但无事便静坐一时，只是心下不得清静凉快。又将一件事，或解悟经义，或思索诗文，把这心来拘束，才得少定。毕竟系着于物，不能脱洒，到今十年，稍觉得心下凉快一二分，虽不拘束，自是收煞得住。""有一方士，尝教人以打坐法，坐定以目视脐，似一团规，霎时规中现出景象，如春光明媚，以鼻徐徐吸之，舌腭咽之，下于重楼，直下丹田，如一轮红日出北海，历尾闾、循脊直上泥丸，自然神清气爽。此法子亦是守中，做得熟时也有受用但道无存。相存相是，妄无作为，作为是惟据其存想景象，出入升降，如梦如幻，不特动其心，反把心来没死了。"当然，从打坐时做起，做得熟时，虽不打坐，此目常不妄视，此口不妄语，自然习与性成，此心自不妄动。心若是常清常静，虽日夜不眠，也当打坐，若是不能清静，亦似不能打坐。

　　调息，又称调气，道教称为吐纳，纳天地日月之气以养生，吐体内混浊之气以保命。万密斋认为，调息乃养气行之有效的方法，"学长生者，皆自调息，为入道之门"，并就调息方法、调息范畴进行了详细阐述。在调息方法上，万密斋指出，首先，调息要调胎息。胎息，即天玄之息。天玄为先天太玄之真息，伏藏于命门之中，长养形髓，至人出生，啼声一发，真气外泄而百窍俱开，则"形既生矣，神发智矣"。调胎息之法，包括忘嗜欲、定喜怒、一念不动，呼吸绵绵如儿在母胎之时，凝神以养其气，闭气以固其精，使精气自结，则天玄之真息自行回归命门。其次，调息不惟调呼吸，而是要俭视听、节饮食、避风寒。他指出，息即气，皆有官窍为之出入，惟独口鼻之气有出有入，人皆知之，而目之气泄于视，耳之气泄于听，前后二阴之气泄于便溺，玄府之气泄于汗空，人则不知，故"俭其视听、节其饮食、避其风寒"，乃调气之要，岂特调其呼吸而已哉！在调息范畴上，万密斋指出，调息应当动态之气与静态之气皆调。他说，命门为息之根本，脉为息之囊龠，口鼻为息之门户，心为息之主。息有呼吸之息、流动之息、止息之息，皆统于肾焉，动则息出乎脉，静则息入于肾，一动一静，心实主之，故"智者动静皆调，昧者只调其静，至于动，息则乱矣"。

打坐的目的在于收敛心绪，消除心中欲念，达到神清心安之境界。心为息之主，人之真气，听命于心，以行君火之令。"主安则呼吸与天同运，不失其常；主危则相火衰，息逆贲而死至"，故万密斋指出，打坐与调息可同时进行，且只要心存善念，没有时间限制。他说："方士教人，行打坐调息工夫，子前进阳火，午后退阴符，卯酉为沐浴，则不行。此不知天地之化，阴阳之理，惑于傍门之教，以伪乱其真也。""子时即动处，便是阳火，意动过后便是阴符。阴阳者，动静之谓，时行则行进阳火也，时止则止，退阴符也。阴阳者，善恶之谓也。一念之善，此阳火发也，即其所发而推广之，谓之阳火；一念之恶，此阴符动也，即其方动，而屏去之，谓之退阴符。阳火常进，则所存皆善，日进于高明，便是迁仙道。阴符不退，则所存皆恶，日陷于污下，便是入鬼道。"

（4）调畅情志，护养五脏　人们生活当中难免或因其拂逆而心相背，受其侮辱，气急上逆而发怒；或因偶有非常之遇，乍得非常之福而欢喜；或因谋望之事未成，探索之理未得而沉思；或因至亲之丧，惨切于中，或势位之败，慨叹于昔而悲伤；或因死生之际，躯命所关，得丧之时，荣辱所系而恐惧。情志的过度兴奋或抑制，则可导致人体阴阳失调，气血不和而发病，甚至伤及五脏。"恐则气上而呕血，喜则气缓而狂笑，悲则气消而息微，思则气结而神困，怒则气下而溲便遗。""暴喜伤心，暴怒伤肝，暴恐伤肾，过哀伤肺，过思伤脾"。

万密斋指出，心为性情之主，心静则情志复。"人之性常静，动处是情，人之性未有不善，乃若其情，则有不善矣。心纯性情，吾儒存心养性，老氏修心炼性，佛氏明心见性，正养此心，使之常清常静，常为性情之主。"故人们在情绪激动时要冷静理智，平静心情。当情志太过激动而引发疾病时则比较难治了，因其影响机体气的运动，终致气机阻滞，浊邪堆积而引发百病。"凡此类者，初得病也，积久不解，或乘其所胜，或所不胜者乘之，或所胜者反来侮之，所生者皆病也。故曰：他日有难名之疾也。"

五志病证虽然比较难治，万密斋还是秉承经旨，依据《内经》五行相胜之理，提出了五志相胜的治疗方法。"喜伤心，恐胜喜；恐伤肾，思胜恐；思伤脾，怒胜思；怒伤肝，悲胜怒；悲伤脾，喜胜悲。所谓一脏不平，所胜平之，故五脏更相平也。""凡此五志之病，《内经》有治法，但以五行相胜之理治之。故悲可治怒，以怆恻苦楚之言感之；喜可以治悲，以谑浪亵狎之言娱之；恐可以治喜，以迫遽死亡之言怖之；怒可以治思，以侮辱欺罔之言触之；思可以治恐，以虑彼思此之言夺之。"当然，该方法诡诈谲怪无所不至，若胸中无材，负性使气，是不能使用该方法的。

（5）动之以礼，长养形神　万密斋认为，动静不失其常，乃养生之道矣。即人们之形体官窍与精神情志活动皆应符合礼法中庸之道，使其处于其正常状态，"无太过、无不及，至于中而止"。如此则形体勿劳，精神内守，颐养天年；否则易造成诸如"五性之害""五劳所伤""四损"等危害。"五性之害"，即人们为了满足感官欲望而放纵自己，使视觉、听觉、嗅觉、味觉与心灵之本性丧失而酿成祸端或引发疾病，"夫失性有五，一曰五色乱目，使目不明；二曰五声乱耳，使耳不聪；三曰五臭熏鼻，困惾中颡；四曰五味浊口，使口厉爽；五曰趣舍滑心，使性飞扬。此五者皆性之害也"。"五劳所伤"，即视卧坐立行等五劳过于长久伤及气血筋肉骨，"久视伤血，久卧伤气，久坐伤肉，久立伤骨，久行伤筋"。"四损"，即"视过损明，语过损气，思过损神，欲过损精"。故万密斋指出，"《易经》曰：'吉凶悔吝生乎动'，动以礼则吉，动不以礼则凶"，并建议人们日常养生要勤思、常动、俭欲，变得睿智、长养形神。

思以致睿　万密斋认为："慎动主静之用；主静慎动之体。"心静只是心不妄动，并非心如止水，没有精神活动。相反，思考是使人变得睿智的有效途径，"君子非不思也，思无邪，思无斁，故能至于睿"，故人们养生应当养成勤于思考的好习惯，"养得心之本体，虚灵不昧"，自然明睿。

动以养形　生命在于运动。运动是生命存在的基础，又是生命发展的动力和源泉。万密斋针对形体官窍各自的功能特点提出相应的养护方法，诸如："目者，神之舍也，目宜常瞑，瞑则不昏。发者，血之余也，发宜常栉，栉则不结。齿者，骨之标也，齿宜数叩，叩则不龋。津者，心之液也，津宜常咽，咽则不燥。背者，五脏之附也，背欲常暖，暖则肺脏不伤。胃者，谷之仓廪也，腹欲常摩，摩则谷不盈。头者，清阳之会，行住坐卧，风雨不可犯也，犯则清邪中上窍，而头顶之疾作矣。足者，浊阴之聚，行住坐卧，水湿不可犯也，犯则浊邪中下窍，而腰足之疾作矣。养生者，宜致思焉。"

俭以养神　神是人之精神、意识、知觉、运动等一切生命活动的集中体现和统帅，故养生重在养神。精充则气足，气足则神旺；精亏则气虚，气虚则神少。心主神明，心静则神安。然"心之神发乎目，则谓之视；肾之精发于耳，则谓之听；脾之魂发于鼻，则谓之臭；胆之魄发于口，则谓之言。"因此，万密斋指出，人们日常养生应当俭视、俭听、俭言、俭欲，以养神、养虚（笔者注：养虚，即从清心静心入手，使心境平和宁静，外不受物欲之诱惑，内不存情志之滋扰。）、养气、养精，且要目不视恶色，耳不听淫声，防止"神散"。

综上所述，慎动重在精神层面的养生，尽量使心保持在清静状态。如此则形体、精神活动才不致失度而保养安定之气，进而调理五脏气机，五脏和则性命安。

3. 法时

法时，即从人与自然相统一的整体性出发，强调饮食、起居应顺应自然，遵循自然发展变化规律；疾病发生后，顺应自然之势予以调理、治疗。人们生活在自然界之中，则必然受自然界的影响，只有顺乎自然，提挈天地，把握阴阳，保持机体内环境的稳定性，主动地使人体与自然和谐统一，才能健康长寿。若违背四时规律，就会生灾害，起疴疾。万密斋指出，四时之气，如春风、夏暑、秋温、冬寒，皆能伤人成病，君子应慎之，"起居有节，食色不伤，虽有贼风苛毒，不能伤也。"凡天地之气，顺则和，竞则逆而致灾咎。"逆天违时者不祥，纵欲败度者有殃。"养生只有顺四时而适寒暑，和喜怒而安居处，节阴阳而调刚柔，遵循春生、夏长、秋收、冬藏之规律，"春夏养阳，秋冬养阴"，且阴阳不可偏胜，"阴阳和则气平，偏胜则乖，乖便不和"，故春夏养阳，济之以阴，使阳气不至于偏胜；秋冬养阴，济之以阳，使阴气不至于偏胜，故善养生者，在饮食、起居、精神等方面应采用相应济阴济阳的方法予以调理，维护机体阴阳的动态平衡，延年益寿。

（1）**四时之食，各有所宜**　万密斋指出，人们饮食应遵循四时气候变化规律。春夏时节，饮食方面宜多食温热食物，促进阳气升发；秋冬时节，在饮食方面宜多食以濡养人体阴精为主的食物，不可多饮辛散温通之品。他说："春食麦与羊，夏食菽与鸡，秋食麻与犬，冬食黍与彘者，以四时之食，各有所宜也。又春木旺，以膳膏香助胃；夏火旺，以膳膏腥助肺；秋金旺，以膳膏臊助肝；冬水旺，以膳膏羶助心。此所谓因其不胜而助之也。"（《养生四要·卷之三·法时第三》）

同时，万密斋认为，"夏天宜食寒，冬天宜食热"观点是错误的，饮食应适寒温，热不能太热，寒不能太寒。"人皆曰：夏月宜食寒，冬月宜食热。殊不知太热则伤胃，太寒则伤脾。夏月伏阴在内，如瓜、桃、冰之类，不可多食，恐秋生疟痢之疾。冬月伏阳在内，如辛燥炙煿之物，不可多食，恐春目痛，秋生热厥。所以古人四时节其饮食，适其寒温，热无灼灼，寒无沧沧也。"(《养生四要·卷之三·法时第三》)

此外，万密斋指出，春季若无寒折之变，不必服宣剂。他说："今人春月喜服过药利数行，谓之春宣。盖宣者布散之义，春月上升之气，或因寒气所折，郁而不发，则宜用升阳之剂，或吐剂，以助其发生之令，故谓之宣。若无寒折之变，则宣剂亦不必服也。岂可下之，以犯养生之禁，以逆上升之气也耶。此春行秋令，肝必受伤，至秋乃发病也。"(《养生四要·卷之三·法时第三》)

（2）起居有常，和于阴阳　万密斋指出，人们起居应根据四时变化规律与人体生长发育特点，春季养生、夏季养长、秋季养收、冬季养藏。春夏时节，宜晚睡早起，且多按摩跷脉或舞蹈以养血脉，促进阳气宣发；秋季宜早睡早起，收敛神气；冬季宜早睡晚起，顾护阴精；且在气候反常、天气恶劣情况下出行就谨慎。"如春应温而反寒，夏应热而反凉，秋应凉而反热，冬应寒而反温，此天地杀气，非正令也。尤宜慎之，以免瘟疫之病。凡大寒大热，大风大雾，皆宜避之，不可恃其强健而不畏也。"(《养生四要·卷之三·法时第三》)

同时，万密斋强调，四时之气．如春风、夏暑、秋温、冬寒，皆能伤人成病，故在穿衣方面不可太薄。他说："春温夏热，秋凉冬寒，此四时之气也。春虽温多风，棉衣不可太薄。秋虽凉而寒将至，衣褐宜早渐加也。"(《养生四要·卷之三·法时第三》)

（3）涵养性情，收敛阴气　万密斋认为，春夏时节，在精神方面，宜多歌唱、听音乐等以调畅情志、涵养性情；秋冬时节，宜多读诗书，体味思想，收敛阴气。"春夏教以礼乐，秋冬教以诗书，亦春夏养阳，秋冬养阴之法也。盖春生夏长，乃阳气发泄之时，教以礼乐者，歌咏以养其性情，舞蹈以养其血脉，亦养阳之道也。秋冬收藏，乃阴气收敛之时，教以诗书者，优游以求之，涵咏以体之，亦养阴之道也。"(《养生四要·卷之三·法时第三》)

（4）法于四时，未病先防　万密斋认为，如果违背四时规律又不注意日常护养，一些季节病如春疮、夏泻、秋疟、冬咳等容易发生，如他说："冬月固密之时，尚不可行以扰乎阳，使之极泄，则有春鼽衄之疾。况以酒为浆，以妄为常，水冰地坼，醉以入房，暴泄其阳者乎。斯人也，春不病温，夏不病飧泄，秋不病疟疾者，未之有也。"同时，他指出，季节病症的治疗应法时而治，春季见疮疖者，是因冬月不固密皮肤，寒气伤之，至春发陈，变生疮疖，宜用加减升麻和气饮治疗；夏季有病似外感而见泄泻者，是因春伤于风寒，至夏又不养阳所致，可以用良方神术散治疗，辛散温通，促进水谷运化，缓解泄泻；夏月纳凉而伤阳成中暑，则以清暑益气汤治疗，以益气升阳生津，且可合用生脉散，以助益气生津之功；秋季病疟疾者，是因夏伤于暑而致，虽然秋气肃降，但因元气大伤，可用补中益气汤调理；若秋多痢疾者，此为夏月内伤生冷，至秋阳气不降，使结涩之物与湿热之气同下坠而见腹痛，则用加味小承气汤治疗，以恢复胃的肃降功能；冬月病咳嗽者，是因冬季以阴气为主，而秋伤于湿，至冬阴气太重，运化不及引起咳嗽，可用参苏饮治疗，宣肺行气、化痰利湿。同时万密斋强调，"法时"治病的大法是"春宜吐，夏宜发汗，秋冬宜下"。示人治病要顺应自然之性。但他指出，若遇可吐、可汗、可下之证，虽犯时禁，也要为之，使"法时以治病"的思想更为丰富与灵活。

4. 却疾

"凡事预则立，不预则废"，突出强调了防患于未然的重要性。《内经》始将"预防为主"战略引入医学，首先提出"治未病"思想，为中医养生提供了理论基础。《素问·四气调神大论》云："是故圣人不治已病治未病，不治已乱治未乱，此之谓也。夫病已成而后药之，乱已成而后治之，譬犹渴而穿井，斗而铸锥，不亦晚乎。"《素问·刺热》载："病虽未发，见赤色者刺之，名曰治未病。"《灵枢经·逆顺》曰："上工刺其未生者也，其次刺其未盛者也，其次刺其未衰者也，下工刺其方袭者也，与其形之盛衰者也，与其病之与脉相逆者也……故曰：上工治未病，不治已病。此之谓也。"历代古哲先贤继承发展了"治未病"思想，使得"治未病"思想内涵更加丰富。唐·孙思邈《千金方》说："上医医未病之病，中医医欲病之病，下医医已病之病。"宋·邵雍诗云："爽口物多终作疾，快心事过必为殃。知君病后能服药，不若病前能自防。"元·朱丹溪亦曰："与其求疗于有疾之后，不若摄养于无疾之先。盖疾成而后药者，徒劳而已。是故已病而不治，所以为医家之法，未病而先治，所以明摄生之理。夫如是，则思患而预防之者，何患之有哉？"（《丹溪心法》）

万密斋秉承《内经》"治未病"思想，结合历代古哲先贤有关"治未病"之论，认为却疾为养生四大要义之一，并告诫人们，养生应当知悉五失。"善养生者，当知五失：不知保身一失也，病不早治二失也，治不择医三失也，喜峻药攻四失也，信巫不信医五失也。"（《养生四要·卷之四·却疾第四》）即养生关键在于爱惜自己生命，保全自己身体，注重日常调理与养护，防止病邪侵袭，不滥用药物，谨防药物的毒副作用。

（1）未病先防，爱己保身 万密斋十分重视"治未病"。他说："吾闻上工治未病，中工治将病，下工治已病。治未病者十痊八九，治将病者十痊二三，治已病者十不救一。"而"治未病"关键在养正气。中医认为，正气虚衰是疾病发生的根本原因。《内经》载："正气存内，邪不可干。""邪之所凑，其气必虚。"正气旺盛，营气调和，卫气固密，病邪难以侵袭，疾病无从发生；反之，正气虚衰，抗御外邪功能下降，邪气乘虚而入，机体阴阳失调、脏腑经络功能紊乱则发生疾病。精、气、神乃生命之本，人体由父母媾精所生，阳精随气以运动，阴精藏神而固守，精、气、神充沛，则正气内存。因此，"治未病"核心在于保养精、气、神。

万密斋指出，保养精、气、神，内外交养乃为上策。他建议人们动静互根，不失其常，且早晨服用滋阴大补丸以固精，白昼服用参苓白术散以补气，夜晚服用天王补心丹以安神。如此，则神依气，气依精，精归气，气归神，故能神与形俱，与天地悠久。适当食补则为中策。五谷为养，五畜为助，五菜为充，五果为益。精不足者，温之以气，形不足者，补之以味。精食气以荣色，形食味以生力。味归气，气归精，精归神，故亦可以形体不敝，精神不散，益寿而以百数。而服用水、土、金、石，草木、昆虫等攻邪之药，乃下策矣。

（2）**有病早治，已病防变** 万密斋认为，有病应当早治，以防范疾病的传变发展，趋于恶化。疾病之初，其势微，其位浅，医治相对容易；疾病日久，其势重，其位深，医治则愈困难。诚如其言："善治者治诸毛，不善治者治骨髓。盖病在皮毛，其邪浅，正气未伤，可攻可刺。病至骨髓，则邪入益深，正气将愈，针药无所施其巧矣。"（《养生四要·卷之四·却疾第四》）故他指出，有些人发病不即行就医，强行克制忍耐病痛，希望自行痊愈，甚至病情进步恶化还讳疾忌医，以至于到了病入膏肓才求医，这样将使医生也难以施治。他说："今人有病，不即求医，隐忍冀瘥，至于病深，犹且自讳，不以告人，诚所谓安其危，利其菑也。一旦病亟，然后求医，使医者亦难以施其治。"（《养生四要·卷之四·却疾第四》）

（3）**相互尊重，医患和谐** 和谐的医患关系是治病的基础。万密斋认为，构建和谐医患关系，要求医生理解、关心患者，患者尊重、信任医生。

作为患者，首先要尊重信任医生。患者请医治病就应信任对方，用而不疑，将己彻底托付给对方医治，如若不信任对方，就不要请他。"用药如用兵，师不内御者胜。如知其医之良，即以其病付之，用而不疑，苟不相信，莫若不用。"(《养生四要·卷之四·却疾第四》) 患者倘若不信任医生，尤其是个别自称知医患者，见医生欲用药就说某药何用，无以异于教玉人雕琢玉者，若病治好了就逢人说是自己治愈的，若是没治好就将罪愆归咎于医生，这样的患者"安望其医者之用心，而致其病之瘳乎"？其次要密切配合医生治疗。患者请医生治病是为了将病治愈，并非考验医生医术、困扰医生辨证施治，"盖吾求病愈而已，岂以困医为事哉"？故患者请医生治病要先将自己病情详尽地告诉医生，然后再请其诊视，使医生心中有数，"必先尽告其所患而后诊视，使医者了然，知厥疾之所在，虚实冷热先定于中，则脉之疑似不能惑也"。

作为医生，首先要理解关心患者。患者渴望更多地了解病情，希望参与到诊断与治疗当中，关心医生的治疗方案。这是人之常情，也是患者的权利，医生应当理解与支持。故施治时医生要详细地告诉患者病情、治疗方案及配伍方药中各味中药各自发挥的作用与功效。如果患者对治疗方案存有疑问，医生要诚恳耐心、认真细致地为患者答疑解惑，消除其心中的疑虑。他说："制方之时，明以告人，某药治某病，某药为佐使，庶病者知吾使用之方。彼有疑忌者，又明以告之，有是病必用是药，使之释然。"其次要尽职尽责。医生辨证时要精心，综合运用望、闻、问、切等各种诊断方法，四诊合参，力求辨证精准。"吾常治病，以色为先，问次之。为问者，问其所好恶也。问其曾服何药也，而与血脉相参。"医生施治时要悉心，适时把握患者正邪盛衰情况，灵活运用治病之法，攻中有补、补中有攻，攻补适中。邪气盛则实，正气衰则虚。治病之法，虚则补之，实则泄之。"攻其邪气者，使邪气退而正气不伤，此攻中有补也；补其正气者，使正气复而邪气不入，此补中有攻也。"

（4）**慎于医药，谨防其毒** "是药三分毒"，凡是药物都有一定的偏性。万密斋指出，药物乃攻邪之物，而并非朝夕常用之物，服用时应当小心谨慎，无病时不可服用。他说："夫天之生物，五味备焉，食之以调五脏，过则生疾。至于五谷为养，五果为助，五畜为益，五菜为充，气味合而服之，以补精、血、气，倘用之不时，食之不节，犹或生疾。况药乃攻邪之物，无病岂可服哉！"（《养生四要·卷之四·却疾第四》）且每味中药偏性各异，万密斋进而指出，医生在遣方用药时应兼顾阴阳互用，五味相济，中病则止，勿过其剂。一味偏胜，则一脏偏伤，病生矣。"若阳剂刚胜，病起则天癸竭而荣涸；阴剂柔胜，病起则真火微而卫微。"

　　万密斋强调，服用养生方药须谨慎，凡养生祛邪之剂，一定要热无偏热，寒无偏寒，温无聚温，温多成热，凉无聚凉，凉多成寒，阴则奇之，阳则偶之，得其中和，切不可轻信庸医或游客（笔者注：游客指游走江湖的民间医生。）所谓的偏方、秘方予以妄补，否则必将伤及五脏，诱发疾病。他指出，庸医为了追求滋补效果，往往采用苁蓉、牛膝、巴戟、菟丝之类药物；游客为了好名自高，常采用丹砂、阳起石、硫黄之类药物，而这些药物一般都药性峻猛，若予以妄用，心得热则易生疮疡之病；肝得热则易生神眩之病；肺得热则易生积郁之病；脾得热则易生肿满之病；补肾之火，火得热而益炽；补肾之水，水得热而益涸；"百病交起，由无病而补元所得也"。

　　（5）远离巫术，相信医学　针对世人有病相信巫术，专务祈祷而不及时求医现象，万密斋指出，祈祷治病乃北方少数民族自少昊氏以来，因生活环境蛮烟障雾，多魍魉狐蜮之气，民惑于妖，性不嗜药，以祈祷来治疗疾病的风俗习惯，而医家中的龙术王祝由科，乃移精变气之术，只可治中恶之病，待驻之气，疫病之灾，至于五劳六欲之伤，七损八益之病，还必须有待于方药治疗。

　　综上所述，万密斋认为却疾是养生重要的一方面，并指出却疾可通过五个方面实现：其一，注重精神、饮食以及生活方面的调摄；其二，发现疾病应及早治疗，防止引发重症；其三，医患双方应相互信任，预防不良情绪影响诊治甚至延误病情；其四，配伍用药应切合病机，不可一味补益或攻邪；其五，不可沉迷巫术等而损伤身心健康。万密斋这些切实实用的调摄方法融于却疾养生思想之中，在当下社会仍有很好的借鉴性，值得我们进一步去思考、研究。

（二）倡导优生优育

万密斋认为，优生优育应根据受孕、妊娠、分娩、育婴等不同阶段，因时制宜、精心调养。受孕前男女双方应调理元气，在精血充盈情况下怀孕；孕妇在妊娠期间应调理饮食、精神和平；分娩时应谨小慎微、注重护理方法；婴幼成长当中应从身心两方面精心呵护、细心培育，为孩子健康成长奠定坚实基础。他说："有志求嗣者笃信而守之，则桂子森森，厥后其昌矣。"

1. 精血充盈，预养培元

"预养者，调元之意也。"调元即调理元气。预养以培其元，关键在于加强男女双方的身心调养，以调理精血，保证父精母血的充沛，以孕育健康的胎儿。

万密斋认为，调理元气是孕育健康胎儿的前提。因为胎儿来源于父精母血，故调元之意在于调理父精母血。"生育者，必阳道强健而不衰，阴癸应候而不愆。阴阳交畅，精血合凝，而胎元易成矣。不然，阳衰不能下应乎阴，阴亏不能上从乎阳，阴阳乖离，是以无子。"（《万氏女科·卷之一·种子章》）

如何保持男女双方精血充沛呢？万密斋认为："盖形乐者易盈，志乐者易荡。富贵之人，不知御神，则荡必倾；不知御形，则盈必亏……盖女子以身事人，而性多躁；以色悦人，而情多忌。稍不如意，即忧思怨怒矣。忧则气结，思则气郁，怨则气阻，怒则气上。血随气行，气逆血亦逆。"

（《万氏女科·卷之一·种子章》）故他指出，男子当清心寡欲，女子当平心定气，并针对不同情况予以具体调理。"故种子者，男则清心寡欲，以养其精；女则平心定气，以养其血；补之以药饵，济之以方术，是谓人事之常尽也。"（《万氏女科·卷之一·种子章》）"男当益其精而节其欲，使阳道之常健，女当养其血而平其气，使月事之时下，交相培养，有子之道也。"（《广嗣纪要·卷之四·调元篇第四》）即男女应节制欲望、平调气血，以益精养血，为正常孕育胎儿做准备。孕育胎儿必须以男女双方精血充沛为前提，任何一方不足都可能导致不能孕育胎儿，如男子精盛，女子阴血不足；男子精不足，女子血盛都可致无子。

男子弱者，则精常不足，当补肾益其精，以六味地黄汤为主调理，若精寒者加五味子、熟附子；女子身体虚弱者，血常不足，当补脾益其血，补脾以参苓白术散，血少者加当归、川芎。同时，万密斋指出，阳痿患者不可因求子心切而乱服补益之药，以免终生无子。《广嗣纪要·卷之四·调元篇第四》云："或以附子、石床子为内补，或以蟾蜍、肉苁蓉为外助，阳事未兴，内热已作。"过用温燥之品，耗伤真阴，以致终身无子，且失养生之道，可能会伤及性命，更谈不上孕育胎儿了。针对这种状况，万密斋以自拟方壮阳丹（由熟地黄、巴戟天、破故纸、仙灵脾、桑螵蛸、阳起石组成）、补阴丸予以调理，滋阴养阳。

妇人因月经失调而无子者，万密斋指出，应根据具体情况施以相应调经之方：若血不足者，以六味地黄丸调治；素有疾病者，调以补脾参苓白术散；若子宫虚寒者，不拘泥于俗医所谓"子宫虚冷，投以辛热之药，煎熬脏腑，血气沸腾，祸不旋踵"之说，可采用针对虚寒患者之韩飞霞女金丹、杨仁斋艾附暖宫丸调理；若肥盛妇人，禀赋甚厚，咨于酒食，经水不调，不能成胎者，宜行湿燥痰，服苍附导痰丸；若怯瘦性急之人，经水不调，不能成胎者，多因子宫干涩无血，不能摄受精气，宜凉血降火，或以四物汤加香附、柴胡、黄芩等药；若女子月经前后无定期者，此是神思之病，多因忧思郁怒所致，可平其气，养其血，开其郁，以调元丸调理，方用香附、川芎、陈皮开郁顺气，白术补脾利水，当归养血。

同时，万密斋指出，无论男女，在用药物调理期间都应注意调畅情志，固护元气，如女子服药，更戒恼怒，勿食生冷；男子亦要保养精神，戒烟酒等。

此外，万密斋认为，若要保证正常受孕，男女双方在调理元气的基础上，还应当加强德行的培养，多做善事，以利于子孙传承；节制欲望以养生，才能固护元气；选择合适的、身心健康的配偶，为孕育健康的胎儿奠定基础。

2. 精神和平，胎养保真

在父精母血充沛的前提下受孕后则进入孕育胎儿的阶段，即妊娠阶段。然妊娠期间如何保证胎儿发育正常、身心健康呢？万密斋认为，这期间胎养至关重要。"胎养者，即保胎之道也。""胎养以保其真。"

万密斋强调，女子妊娠期间应戒房事、畅情志、慎起居，注意饮食、药物、禁忌。"妇人受胎之后，所当戒者，曰房事，曰饮食，曰七情，曰起居，曰禁忌，曰医药，须预先调养，不可少犯，以致伤胎难产，且子多疾，悔之无及。"（《万氏女科·卷之二·胎前章》）孕妇只有加强品行修养、调理好饮食起居、谨记药物禁忌，精神和平才能生出身心健康的婴儿。他指出，妊娠期间子在母腹中，依赖孕妇营养，随母听闻，故胎养应注重以下几方面。

首先，应重视孕妇的行为修养，给予胎儿良好的胎教。在行为上应行坐端严，耳不闻非言，目不观恶事；在性情上应保持随和愉悦，常处静室，多听美言，并通过多读诗书、多听礼乐以陶冶性情；体态端庄多见贵人，不见丑恶之人以使胎儿向好的方向成长。同时他指出，胎教应尽可能根据孕妇先天禀赋的不同进行相应调理，以满足胎儿的成长需要。这种重视孕妇修养培育、注重良好胎教思想，在当今仍具有重要意义和借鉴作用。因为孕妇给予胎儿的不仅仅是营养，更应给予胎儿良好的行为修养，所以孕妇更应注重品行培养，保证胎儿的身心发展。

其次，胎养应注意调理孕妇的饮食起居，保证孕妇身体强健正常孕育胎儿。万密斋指出，欲使妊娠期间不病，孕妇应"调喜怒，节嗜欲，作劳不妄"，慎四时起居，谨防风、热、寒、湿等四气伤及相应的脏腑，导致机体难以为胎儿提供气血；和五味、节饮食，为胎儿提供全面的营养；畅情志，谨防怒、喜、思、忧、恐等情志太过而影响机体气血流通。同时勿登高、临深、越险、负重、独处暗室、入庙社等，以保证身心安宁固护胎气。否则，因饮食起居不当致"内不足以守中，外不足以强身"，影响胎儿健康成长。诚如他所言："妇人受胎之后，最宜调饮食，淡滋味，避寒暑，常得清纯和平之气，以养其胎，则胎元完固，生子无疾。今为妇者，喜啖辛酸煎炒肥甘生冷之物，不知禁口，所以脾胃受伤，胎则易堕；寒热交杂，子亦多疾。况多食酸则伤肝，多食苦则伤心，多食甘则伤脾，多食辛则伤脾，多食咸则伤肾，随其食物，伤其脏气，血气筋骨失其所养，子病自此生矣。"（《万氏女科·卷之二·胎前章》）如因饮食不当则致疾的情况有：多食兔则唇缺，食犬则无声，食杂鱼则生疥癣；因气血不调则心气惊惕成颠疾，肾气不足则解㑊，脾胃不和则羸瘦，心气虚乏则神不足等。

再次，胎养应注重孕妇的用药禁忌，尽量少服用其他药物以防动胎气。孕妇即若有疾病，也应以和胎为主，中病即止，勿过用，宜柴胡和胎饮（由柴胡、黄芩、白术、当归、白芍、陈皮、甘草、紫苏组成）调理。全方疏肝行气，养血和血，并根据伤风、伤热、伤食、胸满、腹满等不同见症配伍相应药物。但是妊娠后期，即八九月间，宜服丹溪达生散（由大腹皮、人参、陈皮、白芍、白术、当归、甘草、生姜、大葱组成）行气养血活血，避免难产之症，并根据相应的四时加减用药，如春季加防风、川芎，夏季加黄芩、黄连、五味子，秋季加泽泻，冬季加砂仁。临产时，胞浆已破，可急用万氏家传催生如圣散，即五苓散加车前子，化气利水，促进胎儿正常分娩。

3. 顺势而为，蓐养防变

妊娠一般满40周后，胎儿将正常分娩。如何接生和护理初生婴儿，防止伤及胎儿呢？万密斋提出了蓐养之法，即"蓐养者，护产之法也。"他强调，护产应顺势而为。"蓐养之时，顺而易辙，无苦也。"而一旦逆产、难产则"必得稳婆之老、惯熟、谨慎、轻便者，辅翼调护之"，并应根据不同情况采取相应的方法。

回气法 儿初生即气绝、不啼哭，俗称闷脐生，即瘖生，多因难产或冒寒所致，不可急断脐、洗浴，应急以棉絮包裹，抱怀中，并将胞衣放滚水中煮，以热水抹脐带，使暖气由脐入腹，须臾气回，则啼哭如常后才可洗浴。此急救之法，简单易行，经济实惠。

拭口法 初生婴儿在生产时啼哭，口中会有秽物，万密斋指出，拭口中秽物应该在儿初生时，接生婆急以棉裹指拭净儿口中秽物后，才可洗浴。否则，秽物随婴儿啼哭咽下会致儿生病。同时他强调，为防止在初生时太仓促或擦拭不完善，仍有秽物残留时，则效法葛稚川真人（葛洪，字稚川，东晋道教学者、著名炼丹家、医药学家）时方，包括甘草法、黄连法、朱蜜法。即家人在临产时，备甘草一钱切煎，以棉裹指，沾甘草汁，拭净儿口中秽物；次用黄连细切五分，捶碎，棉裹放甘草沸汤中，同浸泡汤，仍以上法拭口；拭毕，更用朱砂大豆少许，研极细入蜜和之，拭儿口，然后以乳乳之。此法不仅能解恶秽之毒，亦可安神，免疮疹惊风之疾。可见，万密斋的"拭口法"不仅拭净了口中秽物，而且对可能构成婴儿威胁的一些疾病进行了预防。这种细致周详的护儿方法及以发展的眼光护理初生婴儿的思路，值得今人深思。

浴儿法 初生儿需要进行洗浴，万密斋提出了具体的洗浴方法以及注意事项，如洗浴的汤并非一般意义上的洗浴水，而是在临产前准备热猪胆汁一枚，取桃、柳、棘、梅、槐的嫩枝少许，加苦参、白芷，以水七升，煮取四升，澄清浴儿。这样不仅可以清洗婴儿身上秽物，还可以预防疮疖的发生。且此浴汤需调和，若冷热失宜，则可能惊吓婴儿，致五脏功能失常引发疾病。同时，若儿出生而浴汤未及时备好，则应以棉絮包裹；即使浴出，也应以棉絮包裹，不可令儿冒寒气。此浴儿方法能处处照顾幼小生命，且能从预防疾病的角度来护儿，值得我们借鉴。

断脐法 儿初生后需断脐，万密斋强调，断脐的时间应在浴儿以后，应以口咬为最好，或者以火燎而断之，或以剪烧热剪之；脐断后，以艾炷从断处烧三壮，令暖气入腹，以免脐风之疾；并以艾杵烂和棉絮包护其脐，勿令脱掉，否则风寒湿气伤之，易成脐风等疾。

哺儿法 初生儿洗浴、断脐后，母亲当哺儿，若乳汁未行，则以别的乳母代替；产母乳汁既行，必须揉捏去掉，此乳为积滞之气，可能有损于儿。儿吮乳时，初少而久多，应取出，防儿气弱，吞咽不及，喷吐伤胃气。儿初生七日后，将粳米煮烂，每日喂一二匙，助谷神以导达肠胃。

刮泡法 万密斋强调，大人应经常观察初生儿，如其出生后十日，当抱向明处，观察上颚是否有小泡子如珠堆积。若有，急以银挖耳或手指甲刮去，再以软绵拭去恶血，并煎甘草汤洗之。否则，泡落成疾，则不可救。

通便法 初生儿应观察大小便。若不通，急以温水漱口，并吸咂儿前后心并脐、两手足心，共七处，每一处三五次，以红赤为度，须臾自通。

贴囟法 儿生后观察其是否鼻塞而难以吮乳。若鼻塞者，以天南星一钱，北细辛五分，为细末，以生姜汁、生葱汁共调成膏，涂贴囟上，鼻塞可自愈。

万密斋强调，在儿初生时应仔细"拭口、洗浴、断脐"，时时注意不可伤风寒之气；仔细观察大小便以及呼吸，保证其气机通畅，以防呛、防伤胃气。这些方法简便易行，又经济实惠，值得现代产科护理借鉴。

4. 培育精心，鞠养慎疾

婴儿只有在家人的精心照料与培育下才能健康成长。万密斋认为，婴儿的培育应"鞠养以慎其疾。""鞠养者，即育婴之教也。"即通过对婴幼精心照料与培育，预防疾病发生，使其健康成长。而婴幼的照料、培育多集中在衣、食两方面，再对其特有的言行进行相应的合理引导，更有利于幼儿身心健康发展。

穿衣方面　万密斋指出：①婴幼穿衣应以能耐受的薄衣为主，在初秋时开始训练，以耐冬寒，不可太暖和。小儿始生，肌肤未实，穿衣太暖，则令肌肤缓弱或致汗出表虚易受风。②宜频见风日，则血凝易刚，肌肤坚实，可耐风寒，不致疾病。否则，肌肤脆软，容易受损。③虽然强调婴幼以薄衣为好，但背部宜保暖。

饮食方面　万密斋肯定了朱丹溪"小儿气血俱盛，食物易消，故食无时"的观点，但又强调小儿肠胃薄脆，应以易消化的食物为主，如一岁以内，不可给食肉果。否则，无所不予，恐成痼疾，故应合理节食。小儿无知，节食应从父母做起，尤其认为对于吃母乳的婴幼儿，母亲更应从自身做起，当以平淡饮食为主，且不可在大醉、大劳、大怒、房事、热病后乳儿，在儿未醒、饱后、大哭时也不可哺乳，恐气滞于胸，导致泄泻、腹痛、痞满、疳痨等病。

洗浴方面　万密斋强调，小儿宜少洗浴，尤其在孩子脐带未落时不可频洗浴，恐水入脐中，引发脐风等症。洗浴时间也不宜太长，因为夏天洗浴太长，则恐伤于热气；冬天则恐伤于寒气。

精神方面　万密斋认为，小儿神气衰弱，不可突然见非常之物或未识之人，听鸡鸣犬吠等异常之音，恐其受惊而成客忤惊痫之病；与小儿嬉戏，也不可妄指他物；小儿啼哭也不可装扮欺诈，恐使其神志昏乱，心小胆怯而成客忤之病。

言行方面 万密斋指出，小儿言行应有所教导，能言则言必正，能立则体态恭敬，能坐能行则小心扶持，礼貌待人，并应指导其辨认物品、数目、方位、时日等，使其身心发展，不但无疾，也可促其智力发育。

万密斋指出，在加强以上诸多方面培育外，还应仔细观察孩子的精神及饮食情况，若专爱一人抱而避他人者，多神怯弱；抱则喜、坐则哭，则多因气虚弱；喜食甘味，多腹中有虫。因此，父母应及时发现并给予相应的调理，防病变加重。

父母除对婴幼精心培育外，还应对婴幼疾病有一定了解，便于有针对性地预防或调理。他指出，婴幼之疾分为三类：①胎疾，包括痘疹、丹瘤、脐风、解颅等；②伤食之疾，包括吐泻、疟疾、肿胀、疳痨等；③外感，包括发热、咳嗽等。其中胎疾占十之四，伤食者十之五，外感者十之一二。虽然胎疾来源于父母禀赋，但是也可根据具体情况予以后天调整，至于伤食与外感之疾，则要依靠父母的精心护理。如果父母能正确地从衣食方面护理婴幼，就可以预防此类疾病的发生。他认为，婴幼疾病多涉及肝、脾、肾三脏，肝常有余易致惊痫，脾常不足易致疳虚，肾虚多致形体不全。父母平素应针对婴幼肝、脾、肾三脏的不同特征进行预防，并以家传三法示人。即治痫用琥珀抱龙丸、治疳用肥儿丸、治胎气不足用补肾地黄丸。

综上所述，婴幼的培养应从父母做起，受孕之时应男女精血充盈，妊娠期孕妇应精神和平、注重胎教，分娩时应顺势而为、注重方法、灵活运用，育婴过程中父母宜精心照料、尽心培育婴幼儿，给予孩子精神、情志、言行等方面的关爱，促进孩子的身心发展，为孩子健康成长奠定坚实基础。

所有这些观点对当今优生优育皆有所启迪。

（三）发展五脏证治

宋·钱乙根据小儿生理、病理特点，将五脏辨证运用到儿科领域，提出了以五脏为纲的五脏辨证论治思想，开辟了五脏辨证论治之先河。万密斋则在继承钱乙五脏辨证论治思想的基础上结合自己的临证经验，融入自己的观点，从四诊八纲、主证兼证等各方面进行了补充和充实，内容丰富、翔实，使得小儿五脏证治理论趋于系统化并臻于完善。他在钱乙小儿五脏六腑"成而未全，全而未壮"观点和朱丹溪"阳有余阴不足"思想的基础上，结合其长期临床实践经验，提出了"小儿五脏不足有余虚实"之说，并指出儿科疾病的病因病机与五脏息息相关，故其诊断、治疗应以五脏为核心而展开，他说："色脉证治，本诸五脏"，故他在诊治儿科疾病时总以五脏为纲，病证为目，用五脏各自主病、兼证、所生病分别统领具体病证。

1. 小儿五脏生理

万密斋遵循经旨，博采众长，勤于临证，善于思考，发前贤之未发，喻后学之谬迷，对小儿五脏生理特点进行了归纳和总结，提出"小儿五脏不足有余虚实"之说，内容丰富翔实，它是对小儿生理特征的高度概括，进一步充实了小儿"易虚易实，易寒易热"的病理特征，完善了小儿的生理与病理理论，为儿科临床实践提供了系统的理论依据。"小儿五脏不足有余"，即小儿五脏之中"肝有余，脾常不足肾常虚，心常有余，肺常不足。有余为实，不足为虚。"并结合五行之四季旺衰、小儿之生理特点与饮食构成、先天禀赋诸因素对此进行了进一步论证。

《育婴家秘》云："盖肝之有余者，肝属木，旺于春。春乃少阳之气，万物之所资以发生者也。儿之初生曰芽儿者，谓如草木之芽，受气初生，其气方盛，亦少阳之气，方长而未已，故曰肝有余。有余者，乃阳自然有余也。脾常不足者，脾司土气。儿之初生，所饮食者乳耳，水谷未入，脾未用事，其气尚弱，故曰不足。不足者，乃谷气之自然不足也。心亦曰有余者，心属火，旺于夏，所谓壮火之气也。肾主虚者，此父母有生之后，禀气不足之谓也。肺亦不足者，肺为娇脏，难调而易伤也。脾肺皆属太阴，天地之寒热伤人也，感则肺先受之；水谷之寒热伤人也，感则脾先受之，故曰脾肺皆不足。"

《幼科发挥》亦云："肝常有余，脾常不足者，此都是本脏之气也，盖肝乃小阳之气，儿之初生，如木方萌，乃小阳生长之气以渐而壮，故有余也。肠胃脆薄，谷气未充，此脾所以不足也。"他还特别指出，此五脏之虚实并非"邪气盛而实，精气夺则虚"的病理状态，而是指小儿"本脏之气"之强弱。

"小儿五脏不足有余虚实"之说同时也指明了小儿疾病发展的趋向。如小儿生长发育迅速，如草木萌芽，生机勃勃，全赖肝主生发之气的旺盛，若肝生发之气太过，则阴阳之气未及调和，易造成肝气横逆、肝阳上亢、肝火上炎等病理变化，临床多见头痛、眩晕、眼痛、耳鸣、失眠、易怒、呕血、衄血等症；又小儿生长发育迅速，对精微物质需求比成人更加迫切，而其脾主运化功能尚未健全，为适应不断生长的需要，脾胃需不断完善运化精微的能力，若小儿饮食不节、寒温失调等，则易引起脾胃运化失常而致脾胃病。

2. 小儿五脏病机

万密斋针对小儿的生理病理特性，结合自己临床经验，认为引起小儿疾病的原因，主要是寒暑违和、饮食失节而致五脏失和。他说："五脏平和则病不生，倘若寒暑违和、饮食失节，则风伤肝，暑伤心，寒伤肺，湿伤肾，饮食伤脾，而病生矣。"即小儿肠胃脆薄，饮食易伤，筋骨柔弱，风寒易袭，五脏平和则病不生。

小儿脏腑娇嫩，形气未充，机体生理功能还不健全，易受自然界外邪的侵袭，一旦受到侵袭则终将伤及五脏，如感受风邪则伤肝，感受暑邪则伤心，感受寒邪则伤肺，感受湿邪则伤肾，或饮食失节则伤脾胃。

小儿肝常有余，即阳常有余，风属阳邪，易袭阳位，肝受风邪侵袭，两阳相加则易造成肝气横逆、肝阳上亢、肝火上炎而发生诸风掉眩等病症。

小儿心常有余，其心火本来就旺，若受暑气侵袭，火遇火则炽，火为热之源，热为火之性，心火炽盛则热极。心主血脉，热极则津血耗伤或迫血妄行；心主神明，热极则神志昏乱，症见谵妄躁狂等，故暑伤心。

小儿皮毛脆薄，若衣着单薄，寒邪则易从皮毛侵入；肺司呼吸，直接受寒邪侵袭；又胃和肺通过经脉相连通，因冷饮而进入胃中，寒邪可循肺脉上至于肺，致肺脉流通受阻，肺气郁闭，失于宣肃而致咳嗽、喘等，故寒伤肺。

小儿无识，最易久坐湿地，肾中之阳虽能蒸腾湿气，若久坐湿地，则湿气太甚，湿凝于下，肾阳反受伤。况小儿肾常虚，岂能不伤。

小儿饮食主要为乳汁，水谷未入，脾未用事，若喂养失当，过饥过饱，脾胃就容易受到损害而致脾胃病，故饮食伤脾胃。

3. 小儿五脏辨证

万密斋指出，在儿病辨证时临证时主要辨析五脏之主色、脉象、主证，色脉合参。五色者，肝青、心赤、肺白、肾黑；五脉者，肝弦、心洪、脾缓、肺毛、肾沉；五证者，肝主风，心主惊，脾主困，肺主喘，肾主虚。

（1）**肝病辨证**　肝属木，木生风，故肝主风。诸风搐搦，牵引㖞斜，皆肝之病。其临床辨证主要有：①候目。肝之窍在目，如肝有风，则目连劄，肝有热，则目直视，肝疳则白膜遮睛。②查看肢体关节状况。肝主筋，肝病则筋急，为项强，为搐搦牵引。③询问情志状况。肝主怒，病则性急大叫。④询问大小便情况。肝在下焦，热则大小便难。⑤观察精神状况。肝藏魂，肝热，手寻衣领及乱捻物，甚则撮空摸床。⑥辨析兼证。诸如兼见心证，则发热而搐；兼见脾证，轻则昏睡，不嗜饮食；兼见脾证，喘急闷乱，痰涎壅塞。

（2）**心病辨证** 心者，君主之官，神明出焉。儿之初生，知觉未开，见闻易动，神怯而易生惊，故心主惊。诸热惊悸，不安多啼，此心脏本病。其临床辨证主要有：①察形色，诊脉象，辨虚实。心主血脉，色者，血之萃；脉者，心之合。如色见红润，脉来大数者，此心气有余之象，其儿易养；如色见昏黯，脉来沉细者，此为不足，其儿多病难养。②候舌。舌者心之苗，热则舌破成疮。③询问卧姿情况。心藏神，热则神乱而卧不安，心气热者喜合面睡卧；心气实者，气上下行涩，合面则气不通，喜仰卧；心热上窜者，则努其身而直伸。④询问饮水、发搐情况。心属火，火盛则津液干而病渴；心恶热，与风相搏则发搐，故肝生风，得心热则搐。⑤诊断兼证。诸如兼见肝证，则发热面搐；兼见脾证，则嗜卧，梦中咬牙，多惊；兼见肺证，则发热作搐而喘；兼见肾证，为惊痫，发则忽然卧扑，咬牙搐搦，手足逆冷，发过即醒，精神恍惚。

（3）**脾病辨证** 脾属土，其体静，脾病则喜困，故脾主困。诸困睡，不嗜食，吐泻，皆脾脏之本病。其临床辨证方法主要有：①候口唇。脾之窍在脾有风则口喎唇动，热则口臭唇疮，寒则口角流涎，谓之滞颐，气不和则口频撮。②查是否吐舌弄舌。脾主舌本，热则吐舌弄舌。③看肌肉是否壮实。脾主肉，脾虚则瘦，大肉折。④询问饮食状况。脾主味，脾虚则不喜食，脾热则食不作肌肤，伤食则成积，积久则成癖。⑤判断津液运行状况。脾主津液，脾热则口干饮水，虚则津液不生而成疳。⑥辨兼证。诸如兼见肝证，初伤风吐泻，恶风发热，烦急顿闷；兼见心证，发热昏睡，梦寐惊悸；兼见肺证，发热昏睡，气促而喘；兼见肾证，羸瘦痿弱，嗜卧。

（4）**肺病辨证**　肺居最上，为脏腑之华盖，口鼻相通，息之出入，气之升降，必由之路，若寒热伤肺则气逆，为喘为咳，故肺主喘。诸气喘促，上气咳嗽，面肿，皆肺脏之本病，其临床辨证主要有：①候鼻。鼻者，肺之窍，肺受风，则喷嚏，鼻流清涕；受寒则鼻塞，呼吸不利；受热则鼻干，或为衄血；肺疳则鼻下赤烂。②察体表。肺主皮毛，肺虚则皮干毛焦，病喘咳者，喘不止则面肿，咳不止则胸骨高，谓之龟胸。③询问是否口渴。肺属金，其体燥，病则渴不止，好饮水，谓之膈消。④检查是否还有其他兼证。诸如兼见肝证，由中风得之，鼻流清涕恶风喘嗽；兼见心证，发热饮水，喘嗽闷乱；兼见脾证，咳则吐。

（5）**肾病辨证**　肾主虚，诸虚不足，胎禀怯弱者，皆肾之本脏病，其临床辨证主要有：①候尺脉。肾脉在尺，肾之虚实，以尺脉候之。②看身体形态。命门在肾之间，为元气聚会之处，主实无虚，肾气不足则下窜，盖骨重惟欲下坠而缩身。③询问眼睛是否怕见光。肾水阴，肾虚则目畏明。④查五软。肾主骨，肾虚则骨髓不满，儿必畏寒，多为五软之病。尻骨不成，则坐迟；胯骨弱则不能立；膝骨弱则不能行；齿者骨之余，骨气不足则齿生迟；发者血之余，肾主血，血不足则发不生。⑤查耳。肾之窍在耳，肾虚则耳薄，热则耳中出脓。⑥查是否患走马疳。肾主齿，热则生疳。⑦询问大小便情况。肾开窍于二阴，肾热则大小便不通，肾冷则小便下如米泔。⑧分析兼证。诸如兼见肝证则惊风及手足生痫；兼见心证则惊风及失音不语；兼见脾证则吐泻及患痢疾；兼见肺证则咳嗽，痰中有血。

4. 小儿疾病治则

基于小儿五脏不足有余的生理特点，万密斋提出了适合小儿疾病治疗的原则。

（1）**注重护养** 预防疾病 "治未病"是中医治法的基本原则，是医者的最高层次。万密斋认为婴儿疾病多因禀受于母体或对婴儿护养不当所致，故母婴的调理、护养对预防疾病相当重要。诸如，在孕胎之前"男当益其精而节其欲，使阳道之常健，女当养其血而平其气，使月事之时下"，为正常孕育胎儿做准备，在男女双方精血充沛为前提下"交相培养"；孕妇妊娠期间宜调理好衣食住行，调整好心情心态，注意言行举止，做到饮食有节、均衡营养，起居有度、生活规律，心情和悦、精神平和，举止端庄、温文尔雅，这样就可预防胎弱、胎毒的发生；在分娩断脐之时应谨小慎微、注意断脐方法，就可预防脐风的发生；在护养婴儿当中做到母亲乳汁健康营养、周围环境清洁卫生，穿着冷暖适宜、喂乳饥饱适度，就可预防其他疾病的发生。

（2）**先攻后补，急标缓本** 万密斋指出，在治疗儿科疾病时，初宜用猛法，以攻病之药去之，不可恶攻，反助其邪，为儿之害；病情缓解后改用宽猛相将之法，因病久不除，乳食必少，脾胃失养，故于补脾药中加攻病药，看儿强弱加减；最后用宽法，因儿病既久，久则成虚，只以补脾胃为主，正气完则邪气自尽矣。小儿主病又兼见他证者，他指出"当视标本之缓急而治之。"即急则治其标，缓则治其本。本是指先见病，标则指后见病；急是指大小便不通，或吐泻不止，或咽喉肿病，饮食不入，或心腹急痛之类，缓则指无急证。故只从先得之病治之，以后病之药，随其证而治加之。

（3）**中病即已，勿违其制** 万密斋指出，治疗儿病时补泻不可太过，否则反害于患儿。中医认为虚实是辨别邪正盛衰的纲领。《素问·通评虚实论》载："邪气盛则实，精气夺则虚。"故虚证当补，实证宜泻，补虚在于扶助人体的正气，增强脏腑器官的功能，补益人体的阴阳气血，抗御疾病；泻实在于驱除邪气，利于正气的恢复。万密斋指出："盖上医之治小儿也，以色合脉，以脉合色，实则泻之，虚则补之，不违其制，万全之道也。""以寒治热，以热治寒，实则泻之，虚则补之，皆对病之方药也。"服药之后，中病即已，勿过其制，病衰其半，即止其药，以待其真气之发生，又以乳食之养，助其发生之气。倘若补泻违其制，"攻寒令热，寒来退而内热已生；制热令寒，热未脉而中寒又起，欲求其适，安可得乎？"（《育婴家秘·卷之一·辨小儿脉证治》）他还特别强调"虚则补之"是指"补其真气"，"实则泻之"是指"泻其邪气。""如真气实则为无病儿矣，岂有泻之者乎。"（《幼科发挥·卷之下·五脏虚实补泻之法》）

（4）辨证求因，对症下药　"治病难，难在识症"。某一病可见某一症，某一症则不一定即某一病。病有脏腑、经络、气血、营卫之分，症有寒热、虚实之属，因此，在临床实践中只有依据病证的临床表现，通过分析疾病的症状、体征来推求病因，即辨证求因，做到治有所据、法有所循，才能避免因误诊、误治而耽搁治疗时机，贻误病情，造成不必要的伤害或危险。如万密斋指出，婴儿发热既可因婴儿正常生理发育之变蒸所致，又可因胎传之胎热所致，亦可因护养不当、饮食失调而染它疾之故。又如，万密斋指出，胎弱有肺气不足者、心气不足者、脾气不足者、肾气不足者、肝气不足者，或各脏之气之不足兼而有之者。故在临床实践中应详察细辨、探求病因，有的放矢、对症下药。

（5）用药平和，立方精专　万密斋指出，初生小儿内外脆薄，相对稚弱，药石针灸，必不能耐，故在遣方时应当选用良药而绝不能选用毒药。所谓良药，就是气味平和，无毒之药；毒药就是猛峻蚀利，瞑眩之药。他说："小儿之病，实则泻之，如泻青、导赤、泻白、泻黄之类；虚则补之，如安神、异功、阿胶、地黄之类。如凉惊治热，理中治寒，抱龙治痫，肥儿治疳之类，皆和平无毒之剂。如巴豆、牵牛，虽未尝不用，亦不敢专用。"并对时医不顾小儿生理特征而妄施毒药的做法，提出了中肯的批评，他说："予见今之行幼科者，以硇砂治积，轻粉治痰，以砒治疟，以硫治寒，皆是大毒之药，小儿之肠胃娇脆，安能当此毒。"

万密斋亦指出，论病之证已明，立治之法尤简。诸如平胃燥湿，五苓利水，二药合而吐泻兼调；泻青疏风，导赤泻火，两方并而惊风可瘳；金花凉惊而退热，玉液宁嗽以化痰；保和消积，同香连又治痢疾；异功补脾，助集圣可救痨疳；理中止吐泻而寒热通用；抱龙主惊风而平痰火，惺惺解变蒸而散风寒；养脾平疟，疟久有母者消癖；豆蔻止泄，泄久生风者调元；五色泄脏中之热，三圣除膈上之痰；口舌生疮者洗心，胸胁急痛者控涎；参苓肥儿，虚羸甚者勿弃；地黄补肾，禀气怯弱者有验。

（四）注重望诊诊病

万密斋指出，望闻问切为医家诊断疾病的重要方法。"望闻问切，医家之大法也。"（《幼科发挥·附录·原病论》）基于小儿生理上具有"血气未充，脉无可诊；神识未开，口不能言"的特殊性，万密斋认为儿科疾病诊断关键在于望诊，尤其是观察面部气色，通过观察小儿形色，从幼儿形气以辨别五脏之气血盛衰，进而判断疾病的盛衰转归，并结合观察其父母，以辨识其禀赋强弱，进而把握其寿夭；审视面部具体部位颜色、形态变化，辨知疾病的性质、发病部位、病因病机；察看小儿虎口及寸口脉象，尤其三岁以下小儿的虎口第二指脉纹的形色，确诊相关脏腑病变，并判断疾病的预后及转归。他说："盖上医之治小儿也，以色合脉，以脉合色，实则泻之，虚则补之，不违其制，万全之道也。"（《育婴家秘·卷之一·辨小儿脉证治》）"吾常治病，以色为先，问次之。"（《养生四要·卷之四·却疾第四》）"小儿方术，号曰哑科，口不能言，脉无所视，唯形色以为凭，竭心思而施治。"（《幼科发挥·附录·小儿正诀指南赋》）"诚求于心，详察乎面。"（《育婴家秘·幼科发微赋》）"观父母，知其气禀之厚薄，观形色，知脏腑之虚实。"（《育婴家秘·卷之一·鞠养以慎其疾四》）诚然，儿科疾病诊断若能望闻问切四诊合参则更好。他说:"儿有大小之不同,病有浅深之各异,观形察色之殊,望闻问切之间,若能详究于斯,可竭神圣工巧者矣。"(《幼科发挥·附录·原病论》))

1. 察形色,知寿夭

万密斋认为,小儿的寿夭常通过其形态气色表现出来,故可通过观察小儿形色辨其寿夭。他说:"小儿寿夭,须观形气。如形实气实者,此禀气有余,为寿相,无病易养。如形虚气虚者,此禀气不足,为夭相,多病难养。""形枯色夭者,此表虚也;泻利无时者,此里虚也;疥疮啼哭多笑语者,皆阳火妄动之候;此上三条,皆夭相也,其儿多病而难养。"(《育婴家秘·卷之一·辨小儿寿夭》)

(1)**观察小儿父母** 万密斋指出,小儿禀赋多秉承于父母,受气于父,成形于母,故可通过观察小儿父母健康强弱来判断小儿之寿夭。父母俱强,则形气有余为寿相;父母俱弱,则形气不足为夭相;父强母弱则气有余,父弱母强则气不足而形有余。"小儿所禀,全赖父母之余气以长形质。故肥不可生瘦,瘦不可生肥,大小与父母不等,则难养也。"(《育婴家秘·卷之一·辨小儿寿夭》)

(2)**观察小儿形体** 万密斋指出,"头圆背厚腹如垂,目秀眉清鼻准齐,耳角分明口方正,肾坚肉实体丰肥"之儿易养,故可通过观察小儿形体来判断其寿夭。小儿阴小而黑,与身相等者可养,阴大而白者则难养。小儿形体弱,头面多青脉,精神昏瘁者难养。小儿刚悍,眼目俊朗,神气爽健,发绀而泽者乃寿相。小儿精神实,则少病,故易长成;形瘁而多病者,难养。小儿黑珠少,白睛多,面色㿠白者乃夭相,纵长不及天年;青珠大而白睛少,面色黑,形不淡者,亦要观其眼中,黑白分明,表里相称,亦寿亦康,黑珠动摇,光明闪烁,纵长亦得目疾,寿亦不及四旬。他说:"头者,髓之海也,肾主骨髓,头圆则肾足矣。背者,五脏之所附也,背厚则五脏安矣。腹者，水谷之海也，腹大则水谷盈矣。目者肝之窍，耳者肾之窍，鼻者肺之窍，口者脾之窍，七窍无阙则形全矣。脾主肉，肉实者脾气足也。肝主筋，筋强者肝气足也。肾主骨，骨坚者则肾气足矣。""项者，头之茎也，项长而肥，则头不欹。囊者，宗筋之会也，囊黑而小，如荔枝者寿。肌肉者，荣卫之气舍也，温润红鲜，则荣卫宣畅，而气血足矣。""诸阳皆会于头，头破则阳上衰矣。诸阴皆起于足，腓腨者，足肚肉也，小则阴下衰矣。鼻为肺窍，鼻干则肺气衰矣。唇口为脾窍，唇缩流津，脾气衰矣。发为血余，发稀则血衰矣。项为天柱，项软则柱折矣。"（《育婴家秘·卷之一·辨小儿寿夭》）

（3）**观察小儿形神**　小儿的心智禀赋应当符合自然发展规律，诚如万密斋所言："性静神安状若愚，自然精彩与人殊，乐然后笑不多哭，若到眠时不久嘘。"（《育婴家秘·卷之一·辨小儿寿夭》）心主笑，不妄笑者，心气足；肺主哭，不多哭者，肺气足；又哭气不绝连绵者，肺气实；脾主睡，睡不久者，脾气实。因此，万密斋指出，小儿面舒，转首迟滞，稍费人雕琢者，为寿兆；小儿预知人意，身轻力弱者，难养。

万密斋强调结合禀赋，从幼儿形气以辨别五脏之气血盛衰，进而判断疾病的盛衰转归，这些方法简单实用，对儿科疾病诊断提供了可行的方法与思路。

2. 审面部，辨病证

心其华在面，而心主神志，面部可以反映幼儿的精神状况，加之面部反映了五脏气血盛衰，许多疾病在面部都有明显反映。万密斋认为，诊断小儿疾病，从整体上对判断其寿夭之后，应对其面部详加审视。

（1）**审察面部具体部位**　万密斋结合中医理论及临床经验，对小儿面部具体部位颜色形态变化与相应病证关系进行了详细阐述：额，色红主大热、烦躁，与心有关；色青主肝风内动。印堂，色青主受惊吓；色红主有火。山根，色青主受惊吓；色赤主燥火。年寿，微黄为正常颜色，平陷则为危象；黑色主痢疾；黄色主霍乱吐泻。鼻准，色微黄、赤、白则平安；色深黄、燥黑则为危象。人中，短缩主吐痢。唇，色黑主有蛔。口，色常红为正常；燥干为脾有热；色白主失血。承浆，色青主食时受惊；黄主吐痢。眉，色红主久病，多为死症；色青主烦躁、夜啼。眼，白睛色青主肝风，色黄主积滞；黑睛色黄主伤寒。风池、气池，色黄主吐逆；鲜红主烦躁啼哭。颐，色黄主积滞；色赤主肺热；色青主吐虫。金匮，色青主惊狂。太阳穴，色青主惊风；红赤为危候。风门，色黑主疝气；色青主惊。两脸，色黄主痰盛；色青、红主风热。

（2）审察五部 小儿面部皮肤薄嫩，色泽变化易于显露，五脏功能变化均将在面部五部得以体现，临床可结合五色变化及所属脏腑推断病变部位与性质。万密斋指出："气色须看何部中，心主正额火光红，左颊木肝右金肺，颏为肾部鼻脾宫。肝属木，东方，故于左颊候之。肺属金，西方，故于右颊候之。心属火，南方，故于额上天庭候之。肾属水，北方，故于颏下地阁候之。脾属土，中央，故于鼻准候之。"（《育婴家秘·卷之一·辨小儿形色》）"小儿有病观形色，青主惊风红主热，黄为伤食白主疳，若中恶时其面黑。"（《育婴家秘·卷之一·辨小儿形色》）肝主风，其色青；心主热，其色红；脾主谷，其色黄；白者，气血不荣于面，故主疳；黑者，凶色，故主中恶。五色与五脏密切相关，若整个面部表现出青、红、黄、白、黑不同五色，则是相关脏腑病变在面部的反映：以青色为主，与肝有关，主惊积不散，欲发惊风；以红色为主，与心有关，主痰积壅盛，惊悸不宁；以黄色为主，主食积、疳候、痞痢，与脾有关；以白色为主，主滑泄吐痢，与肺有关；以黑色为主，主危恶之候，与肾有关，也预示脏腑欲绝。"五位青色者，惊积不散，欲发风候；五位红色者，痰积壅盛，惊悸不宁；五位黄色者，食积癥伤，疳候痞癖；五位白色者，肺气不实，滑泄吐痫；五位黑色者，脏腑欲绝，为疾危恶。面青、眼青肝之病，面赤心之病，面白肺之病，面黄脾之病，面黑肾之病。"(《片玉心书·卷之三·观形色总论》)

（3）**审察五官** 心开窍于舌、脾开窍于口、肺开窍于鼻、肝开窍于目、肾开窍于耳。五官的功能直接反映了五脏的健康状况，其变化也兆示了五脏病变。"肝病须观眼目中，脾唇心舌自相通，肺有病时常在鼻，肾居耳内认其宗。"(《育婴家秘·卷之一·辨小儿形色》) 肝之病见于目，心之病见于舌，脾之病见于唇，肺之病见于鼻，肾之病见于耳，各随寒热虚实决之。

（编者注：万密斋面部辨证的方法简单实用，值得我们借鉴，但面部辨证并非惟一辨证方法，我们在临床实践中要善于探索和总结。如甲是筋之余，为肝胆之外候，肝藏血而主疏泄，故通过观察甲色的变化可测知气血旺衰及循环情况。人体正常时，指甲气血充足，运行流畅，色红润而含蓄，床坚韧呈弧形，光泽神亮，轻压指端放开后血色立即恢复。主病时若甲床色深红为气分有热，色黄是有黄疸多为湿热熏蒸之故，色淡白是血虚或为气血两虚，色苍白是虚寒多为脾肾阳衰之象，色青者多为寒证，色紫黑是血瘀或血络瘀闭之危兆。按压甲色变白，放时血色恢复缓慢者是血瘀或气滞，不复红者多是血亏。指甲扁平而反凹者多为肝气不足，指甲枯者为痹病骨痛。指甲色苍而枯者为肝热。）

3. 辨脉纹，断疾病

小儿，尤其是初生至三岁幼儿，气血较弱，单凭寸口脉难以确定疾病，万密斋认为，还应结合虎口切脉法，即通过分辨虎口脉第二指情况来诊断小儿疾病：男左女右，第二指从下至上，第一节名风关，脉现，则为初病；第二节名气关，脉现，则难治；第三节名命关，脉现则死。风、气、命三关的脉象可反应疾病的轻重，而因虎口脉不是很明显，一般不易掌握，在儿科疾病诊断中万密斋又提出了脉纹断病法。即通过分析脉纹的色和形来诊断疾病。

（1）**辨析小儿脉纹颜色**　脉纹有色者指黄、红、紫、青、黑五种。若三关脉纹同时见青色主受动物惊，见赤色主受水惊，见黑色主受人惊，见黄色主受雷惊，见紫色主泄痢。此五色亦可因病情加重而发生变化，如有黄红之色，红盛作紫；红紫之色，紫盛作青；紫青之色，青盛作黑；青黑之色至于纯黑之色，不可治。

（2）**辨析小儿脉纹形态**　虎口脉纹乱主气血不和。脉纹形态变化与相应病证有一定关系：长珠形，主夹积滞腹痛、寒热并见、饮食不化；来蛇形，主中脘不和、积气、脏腑不宁、干呕；去蛇形，主脾虚冷积之泄泻、神困多睡；弓反里形，主感受寒热邪气、头目昏重、心神惊悸、倦怠、四肢冷、小便赤；弓反外形，主痰热、心神恍惚、发热、夹惊夹食、风痫；镶形，主热、痰盛生风、发搐惊风；鱼骨形，主惊及痰热；水字形，主惊、积热烦躁、心神迷闷、夜啼痰盛、口噤抽搐；针形，主心肺受热、热极生风、惊悸烦闷、神困不食、痰盛抽搐。透关射指，主惊风恶候，受惊传入经络，风热发生，难治。在观察脉纹形态之后，还应注意感觉手指冷热。如五指梢冷，主受惊；仅食指热，则为伤寒；仅中指冷，多为麻痘症。

（3）**脉纹形色合参**　万密斋还指出，临床应脉纹形色合参来判断疾病之正邪盛衰。诸如，色或青或红，纹如直线者，是乳食伤脾及发热受惊；若左右并见者，是惊与积齐发。纹有三条或散，是肺生风痰，而色青主伤寒及嗽，色红主泄泻，兼黑主痢，红多则白痢，黑多则赤痢。"来蛇形"，蛇来气势汹汹，预示邪气较盛，多主中脘不和、积气、脏腑不宁、干呕等实证；"去蛇形"，蛇去大势已去，预示不足，多主脾虚冷积之泄泻、神困多睡等虚证。又如脉纹颜色从较正常的黄色过渡到黑色，预示邪气愈盛，正气愈衰，表示病情危急。

4. 观脉象，明禀赋

万密斋认为，根据幼儿脉象可以判断其禀赋及正气的强弱。如禀赋有余可见：脉大、滑、一息六至，脉来有力，皆为气血充实之象；禀赋不足可见：脉细、涩、一息三至，脉来无力，皆为气血亏虚之象。小儿脉，一呼三至，一吸三至，一息六至，为平和无病之脉；若一息四至为离经之脉；一息三至以下，为损脉，主虚冷疳痨之病；一息八至为离经，九至以上为至脉，主实热惊风之病。因此，对于较大孩子，可以在辨虎口脉基础上结合寸口脉象来诊断其疾病。

综上所述，万密斋关于儿科疾病的诊断，主要是观察小儿形色，即望诊来判断病机病因。整体观察形色是基础，审视面部形色是核心，辨别虎口脉纹形色是关键。他特别强调，望诊时应掌握方法、循序渐进：首先要观察小儿整体形色，掌握其禀赋、寿夭情况，分析判断疾病转归方向；其次要仔细审视小儿面部形色，进一步了解疾病部位、性质；最后要分析小儿虎口及寸口脉象，尤其三岁以下小儿虎口第二指脉纹的形色，确诊相关脏腑病变，并判断疾病的预后及转归。

（五）崇尚调理脾胃

脾胃为后天之本，仓廪之官，水谷之海，气血生化之源。脾胃升降正常，则水谷精微得以上输，糟粕得以下降；脾胃功能衰弱，气血生化不足，五脏都会受其影响。故人们无论是饮食还是用药都应以调理脾胃、固守、滋养阴津为要旨。

1. 调理脾胃，医中王道

万密斋指出，胃主纳受，脾主运化，脾胃壮实，四肢安宁，脾胃虚弱，百病蜂起。脾胃强实，外邪不能侵，内邪无由起，何病之有哉？胃主纳谷，脾主消谷，皆谷气之本，谷多则伤胃，谷少则伤脾，全谷则昌，绝谷则亡，故"调理脾胃者，医中之王道也"（《幼科发挥·附录·原病论》）。"水谷皆入于胃，五脏六腑皆禀气于胃。胃者，五脏六腑之源也。万物借土而生。故古人以调理脾胃为医中王道，厥有旨哉。"（《育婴家秘·卷之三·调理脾胃》）"调理之法，不专在医，惟调乳母，节饮食，慎医药，使脾胃无伤，则根本常固矣。"（《幼科发挥·卷之下·调理脾胃》）故他强调，人们无论是饮食，还是用药都应以调理脾胃核心，以固守阴津为要旨。

如妇科疾病临证，他强调健脾补气。"调经专以理气补心脾为主，胎前专以清热补脾为主，产后专以大补气血兼行滞为主，此女人科调治之大略矣。"（《万氏女科·卷之一·立科大概》）

他认为月经失调乃是胃气太过、脾气失养所致。"胃太过者气结，养不足者血涸。"（《万氏女科·卷之一·济阴通玄赋》）故调经法当补其脾胃，养其气血。

产后病亦是因脾胃失养所致，治当调理脾胃，诸如产后腹胀满闷、呕吐恶心则是因败血散于脾胃，脾受则不能运化津液而成腹胀，胃受则不能受水谷而生呕逆；产后口干痞闷是因血气太虚，中气未足，饮食太早，脾胃不能消化，毒结聚于胃，上熏胸中；产后霍乱、吐泻则是因产后血去气损，脾胃亦虚，风冷易乘，饮食易伤，少失调理。

又如妊娠养胎，他指出，女人受胎后最宜调饮食、淡滋味、避寒暑，常得清纯和平之气，以养其胎，则胎元完固，生子无疾。养胎全在脾胃。

特别是小儿疾病的治疗，他指出，小儿久病，只以补脾胃为主，补其正气，则病自愈。

2. 节戒饮食，护养胃气

万密斋指出，五脏以胃气为本，故不论饮食，还是服药，切勿触犯胃气。"五脏以胃气为本，赖其滋养也。胃者，中和之气也，非若五性之偏也。如五脏有病，或泻或补，慎勿犯其胃气，胃气若伤，则不食而瘦，或善食而瘦，疳病成矣，不可治。"(《育婴家秘·卷之一·肾脏证治》)尤其是养育小儿更要如此。

万密斋指出，小儿脾胃病与父母有很大关系，大多是因幼儿无知，口腹是贪，父母娇爱，纵其所欲所致。小儿肠胃脆薄，饮食易伤，流歠放饭，徒败脾而损胃，故乳儿不可过饥过饱，饥则伤胃，饱则伤脾。胃气若伤，胃气阴阳平衡遭到破坏，五脏因得不到后天水谷精微的濡养，致使气血不足，久而久之则形体消瘦、身体羸弱，"疳病成矣，不可治"。故"节戒饮食者，却病之良方也"。(《幼科发挥·附录·原病论》)

3. 寒热适宜，中和之道

脾喜温而恶寒，胃喜清而恶热，故用药者偏寒则伤脾，偏热则伤胃也。因此，万密斋指出，制方之法，宜五味相济，四气俱备。故积温则成热，积凉则成寒。食多则饱，饱伤胃；食少则饥，饥伤脾。故万密斋指出，调理脾胃时应寒热适宜，以中和为本，补泻勿过其剂。"今之调理脾胃者，不知中和之道，偏之为害，喜补而恶攻"。(《幼科发挥·卷之下·调理脾胃》)

万密斋指出，调理脾胃，必资于药，而用药应尽量使用气味平和、无毒之品，以调理脾胃、固守阴津，切勿使用猛峻蚀利、瞑眩之药，伤及脾胃。"五气属天，五味属地，味气之中，惟甘平者，土之性也。古人立法，必四气浑合，五味相济，所以合于四时五脏阴阳揆度，以为常也。""大抵小儿易为虚实，调理但取其平，补泻无过其剂。尤忌巴牛，勿多金石，辛热走气以耗阴，苦寒败脾而损胃。"(《育婴家秘·卷之三·调理脾胃》)他反对使用猛峻蚀利、瞑眩之药而伤及脾胃。"今幼科方中，多用丁香、豆蔻、益智仁、砂仁之例，一切辛燥者，集群成剂，温养脾胃，耗散阳气，熬煎阴血，甚非所宜。"(《育婴家秘·卷之三·调理脾胃》)

因此，在临床实践中，万密斋指出，若小儿食少易饱多因于脾胃虚寒，则多以异功散合小建中汤调理以养脾之气，益胃之阳；多食易饥多因于胃火盛，以三黄枳术丸调理。若小儿误服热药，则以大豆卷散治疗；误服寒药，则以益胃散治疗；若汗下太过，则以黄芪建中汤治疗。

4. 母婴兼调，固护脾胃

乳母饮食影响小儿的脾胃，乳母宜忌酒、面、生冷及一切辛热之物。如乳母食太热之品，则小儿便多为黄色，小儿宜服黄芩芍药汤加黄连；乳母食太寒，则小儿便多为青色，小儿宜服理中丸。乳母乳多则绝之，否则小儿会吐乳；乳少则乳母服加减四物汤、猪蹄汤。且乳母经闭、崩漏等也应医治，恐乳少伤儿。

（六）洞悉女科源委

万密斋基于妇女生理的特殊性，专立女科，洞悉源委，阐发病机，济阴通玄。"夫男女者，均禀天地之气以生。有生之后，男则气血俱足，女则气有余而血不足也。至于受病，外感内伤之证，未尝不同，但女则别有调经、胎前、产后之治，此所以更立一科也。"（《万氏女科·卷之一·立科大概》）"阴阳异质，男女殊科，特立专门之证治，以救在室之沉疴。"（《万氏女科·卷之一·济阴通玄赋》）

1. 月经不调审三因

万密斋指出，月经就如潮汐之应期，血海常满就似江汉之流波。妇人月经不调原因有三：一曰脾胃虚弱，二曰冲任损伤，三曰脂痰凝塞。

①脾胃虚弱　月经源于天癸，天癸为机体经血所化，依赖先天之精及后天血气充养。胃为水谷之海，血气之母，主受纳五谷，长养血气，灌溉脏腑，流行经隧；心主神明，忧愁思虑则伤心，心气受伤，脾气失养，郁结不通，腐化不行，胃虽能受，所谓长养灌溉流行者，皆失其令矣。故脾胃虚弱，饮食减少，气日渐耗，血日渐少，斯有血枯、经闭及血少、色淡、过期始行、数月一行之病。

②冲任损伤 冲为血海、任主胞脉，其气血充盈则月经按期而至，但冲任的气血调畅多取决于肝气调达。肝为血海冲任之系，肝主藏血，肝脏机能的盛衰直接影响血海之盈亏。肝喜条达，而女子性情多执拗偏急，忿怒妒忌，久之肝气郁结，郁而化火，扰动血室，冲任失守，血气妄行。同时冲任二脉起于胞中根植于肾，胞脉系于肾，肾气盛则冲任通盛，方能月事以时下。女子未及二七天癸之期，男子强与之合，或于月事适来未断之时，男子纵欲不已，冲任内伤，血海不固，于是形成或崩或漏，月经不及期而行，一月再行等病证。

③脂痰凝塞 月经按期而至、适期而止是因机体气血运行和畅，而身体肥硕之人，膏脂充满，气血运行不利，形成痰浊水湿等浊邪堆积体内，阻滞气血运行，进而形成诸如月经过期始行，或数月而经行一次，带下、闭经等病证。可见，月经的失常多为精血不足或浊邪阻滞气血运行所致，包括月经周期的病变，或颜色、月经量多少的改变。

2. 交会应期促成孕

万密斋认为，女子怀孕应选择最佳时机，男子尽量达到"三至"，女子最好达到"五至"，并规避"三虚""四忌"。

"三至"，是指男子肝、心、肾三脏之气皆至。阴茎充分勃起则肝气至，阴茎发热则心气至，阴茎坚硬持久则肾气至。否则，阴痿而不举，肝气未至而强合则伤肝，其精满滴而不射；举而不坚，肾气未至而强合则伤肾，其精散漫而不黏聚；坚而不热，心气未至而强合则伤心，其精冷而不热。

"五至"，是指女子肝、心、肾、肺、脾五脏之气皆至。"盖交戏之时，面赤而热，心气至也。目中涩沥，渐眄视人，肝气至也。娇声低语，口鼻气喘，肺气至也。伸舌吮唇，以身偎人，脾气至也。玉户开张，琼涎流出，肾气至也。五气皆至，而与之合，则情合意美，阳施阴受，有子之道也。"

（《万氏女科·卷之一·种子章》）

"三虚"，即天、地、人三者之虚。天地晦冥，日月薄蚀，电雷风雨，晦朔弦望，乃天之虚；地震土陷，山崩水溢，乃地之虚；忧怒悲恐，醉饱劳倦，乃人之虚。犯此三虚，交而不孕，孕而不育，疾病且生，身之灾。

"四忌"，即一忌本命正冲，甲子庚申，灭没休废之日；二忌大寒大暑，大饱大醉之时；三忌日月星辰，寺观坛场之前，冢墓之处；四忌触忤恼犯，骂詈击搏之事。犯此四者，令人无子，且至夭。

3. 临产之工防难产

万密斋强调，孕妇至八九个月时，形盛胎肥腹大，应注意预防难产，宜多服瘦胎丸，以枳壳行气，白术、当归益气养血活血，促进分娩。胎气弱，不可服上药，以达生散调理，即在上方基础上加人参益气，加大腹皮、紫苏、陈皮行气，促进正常生产。临产数日前，胎必坠下，小便频数，此欲产，应准备临产用品，保持居室安静、明亮，寒热适中。诚如他言："慎重之家，于合用药物、惯熟稳婆，宜预图之，以备不虞。"（《万氏女科·卷之一·临产须知》）

（1）**难产病因** 万密斋认为，导致难产的原因有以下六点：

①**气滞血滞** 妊娠以血为主，以气为辅。气行则血行，气滞则血滞。富贵之家，保爱孕妇，惟恐运动，任其坐卧，以致气滞而不舒畅，血滞而不流通，胎不转动，临产困难，甚至闷绝。多劳作之人则气血调畅而易产。难产症者可服用达生散去人参、白芍之酸敛、甘温，加用香附、乌药行气。

②**败精瘀血** 孕妇至六七个月，胎形已全。不知禁忌，恣情交合，致使败精瘀血聚集于胞中，阻滞气血，临产必难，宜服瘦胎丸。

③**孕妇惊疑** 临产之际，或问命卜，妄谈祸福，或祷鬼神，仓偟忧

戚，使孕妇常怀惊恐，丧神丧气；或临产之时，家人紧张，使孕妇多惊吓、精神紧张，则气机不畅，引起难产，应以言语宽慰，勿令惊疑，保持安静。

④弄产　孕妇临产之时，自觉儿转动，胞浆流出，腰腹痛甚，目中如火，手足俱冷，此正产。若儿身未转，胞浆未破，腹中阵痛，或作或止，此名弄产。稳婆粗率，使令努责，用力太过，母力已乏，及至产时，无力转运，以致产难。若此证，催生汤丸视其形症用之。

⑤逆产、横产、侧产　孕妇临产之时，胞浆既破，儿身既转，着力一送，儿即下矣。稳婆粗率，见其浆破，即令使力，儿身未转，或转未顺，被母努责，逼其快下，有逆产者，有横产者，有侧产者，极为凶危。若此证，惟稳婆之良，或可调护保全，非医药之力。稳婆最忌粗率。

⑥身体虚弱　少妇初产，身体纤涩，子宫紧窄。当产之时，胞浆已破，儿欲奔出，却被其母不耐痛苦，辗转倾侧，两足不开，儿不得出。或中年之妇，生育多者，气弱血少。当产之时，胞破浆下，子宫干涩，生理不滑，淹延数日。

（2）催生四法　万密斋指出，产育之时，气以行之，血以濡之，然后子宫滑溜，生理顺易。产妇胞浆未破，不当用力而用力太过，胞浆既破之后，应当用力而力已乏，加之忧恐之甚，起卧之劳，气闭血阻，浆干水枯，所以产难，以催生汤丸救之。

若初生一两日难产，以五苓散加行气之枳壳、槟榔，利水渗湿之木通、车前子、滑石促进生产，以子生为度。

若过两三日仍难产，但孕妇体质强壮、饮食能进，此多因于胞浆干涩，以行气活血为主调理，方选加味四物汤，即四物汤加用香附、枳壳、槟榔等行气之品，加元胡以增强活血；若不能食者，多为中气不足，不能运动其胎，以四君子汤加当归、川芎、香附、枳壳等行气活血之药。

如三四五日不产，或胎死腹中，夺命丹主之。夺命丹组成及用法：蛇蜕（煅存性）、金银箔各七片，丁香（另研）五钱，男子乱发（烧灰）、蚕蜕（烧灰）各一钱，黑铅二钱五分，水银七分，先将铅熔化，入水银急炒，结成砂子，倾出别研，千里马鼻（烧灰）七个。于静室中修合，勿令妇人、鸡犬见。各研为末，和匀，用獖猪心血为丸，如梧子大。每服二丸，长流水送下。如昏闷者，研细灌之，可以救得。

（3）**难产急救**　万密斋指出，临产之时胎在腹中应头朝下，脚在上，护生应注意使胎儿保持正常胎位。若见儿肩、额露出，用手渐渐扶正；或儿脐带缠绕，应仔细审视，以手轻轻取脱，扶起用力一送，儿即下。

①**救逆产**　令其产母止身仰卧，务要定心定神，不可惊怪，求惯熟稳婆，剪去指甲，以香油润手，将儿足轻轻送入，又再推上，儿身必转直，待身转头正，然后为产母送服催生之药。救逆产关键在于稳婆好，切不可用粗率庸人。

②**救横产**　法当如上，仍将儿手轻轻送入，再推上，摸定儿肩，渐渐扶正，令头顺产门，后进催生之药。扶正儿即下矣，忌用针刺。

③**救侧产**　亦令母仰卧，法如上。稳婆用灯审视，或肩或额，偏左偏右，务得其实，以手法轻轻扶拔令正。起身用力，儿即下矣。

④**救碍产**　令母仰卧，稳婆用灯审视，看脐带绊着儿之何处，仔细以手法轻轻取脱。扶起用力一送，即下矣。

⑤**救盘肠生**　盘肠生，即当产之时，母肠先出，盘露于外，子随后生，生后而肠不即收。因平日气虚，不能敛束，血热易于流动，下元不固，关键不牢，致此苦恶。其救治之法，在子下衣来之后，令产母仰卧，稳婆先将母肠温水洗净惹带之物，然后托起，轻轻送入，推而上之，令产母两足扶紧谷道，其肠自收上。或取蓖麻子四十九粒，去壳捣烂，贴在顶心，候肠收尽而急去之。或用冷水和醋，令人喷产妇面，一喷一收，以渐收之。

欲免其苦者，宜于此后无孕时，多服地黄丸加五味子一两，肉桂一两，以固下元之关键。及有孕时，多服胡连丸，加人参一两以补气，又服三补丸以凉血。凡滑胎瘦胎之药不可轻服。如八月之时，再服八物汤加诃子、瞿麦、粟壳，服十余剂，庶可免矣。

万密斋

临证经验

一、常用养生方法 🕊

万密斋在前贤养生理论基础上结合实践，提出养生四要"寡欲、慎动、法时、却疾"，言简意赅，简单实用。同时，为了达到"治未病"之目的，他还整理、创立了许多价廉效显的养生方药。现就这些方药体现的治法及配伍特色阐述如下。

（一）调脾补肾，固本摄精

万密斋认为，养生首先要养脾肾以固精微，使水谷与生殖之精充沛。"肾为元气之根，脾为谷气之主，二者当交相养也。"故他建议人们平素宜常服滋阴大补丸、参苓白术丸及天王补心丹等方药，充先天实后天，滋补心肾以调和阴阳，促进心肾相交以蒸腾津液，濡养全身。

1. 滋阴补肾，生精固精

（1）滋养元气，固护先天　人体皆禀承于元精、元气、元神而生身，而元精、元气、元神皆出于肾。肾主受五脏六腑之精而藏之，养五脏六腑，滋养全身，故"肾者，生之本，为阴阳之枢纽，荣卫之根柢"。万密斋强调，人们应注重滋补肾精，平素宜于晨起服用丹溪滋阴大补丸，养元气以固护先天，为机体提供精微滋养。丹溪滋阴大补丸组成及用法：熟地黄四两，石菖蒲（一寸九节者）、枸杞各五钱，川牛膝（去芦，酒洗）、山药各一两半，肉苁蓉（酒洗焙）、杜仲（姜汁炒去丝）、巴戟（去心）、山茱萸（去核）、远志（去心，甘草同煎）、五味子、白茯苓（去皮）、小茴香（炒）各一两，上为细末，用红枣三十六枚，蒸去皮核，杵烂和炼蜜入药末，杵千余下为丸，如梧桐子大，每服五十丸，淡盐汤或温酒空心送下。该方虽以补肾固精为主，但更注重调动五脏之精气以养肾精，照顾更为全面。方中以五味子补肺，滋其水之化源；山茱萸补肝；山药、红枣补肾脾；石菖蒲补心；熟地、肉苁蓉、山茱萸、枸杞、牛膝、杜仲补元精，固精；山药、红枣、五味子、小茴补元调气；巴戟、远志、石菖蒲、白茯苓补神安神。万密斋认为，该方"其性味清而不寒，温而不热，温凉相济，阴阳适调，滋补之巧，岂金石所能及？"

（2）**滋阴为主，注重通补**　万密斋指出，人们除常服丹溪滋阴大补丸外，亦可久服延年益寿不老丹、鹿角霜丸、何首乌丸、乌发固本丸及却老乌须健阳丹等方药，补益肾精，延年益寿。

上述诸方多含有熟地、人参、麦冬、何首乌、枸杞等滋补肾精之品，皆以补益肾精为主，并根据阴阳气血虚损的不同情况，配伍相应滋阴、温阳之品，诸如延年益寿不老丹之地骨皮、天冬、麦冬以滋养阴津，鹿角霜丸之鹿角、当归温补气血，何首乌丸之干姜、鹿角霜温补阳气，乌发固本丸之黄精、柏子仁、松子仁、核桃仁生津养血，却老乌须健阳丹之牛膝、菟丝子等强肾固精。同时，因以上诸方皆以补益肾精为主，肾主水液，若补益之品太过，将壅遏肾气，水液难以布散，停而成湿，为防其补益太过滋腻而产生壅滞，进而影响气血精津的布散吸收，还配伍相应祛邪之品，以补而不壅，故常加茯苓、黄柏、大茴香等利水渗湿之品，使以上诸方发挥通补、补而不滞之功。

（3）**填精益髓，生津养血**　男子纵欲无度，必将损伤肾精，肾气亏虚，难以蒸腾精微，窍道失润。症见小便淋痛、大便干涩；久之，髓海空虚，骨失所养，症见头倾足软、腰脊疼痛。万密斋指出，男子一旦伤精，应及时补益肾精，固守全身精微，布散全身，宜久服补肾利窍丸以补益肾精。补肾利窍丸组成及用法：熟地黄（制）四两，当归、生地黄、川芎、白芍各二两，山药一两半，丹皮（去心）、白茯苓各一两，人参七钱，五味子、桂心各五钱，炼蜜为丸桐子大，每服五十丸，空腹食前温酒下。该方以熟地、生地补益肾精；当归、川芎、白芍养血润窍；五味子滋养津液，与当归、川芎、白芍养血生津，并协助熟地、生地补充精微、滋养机体；人参、桂心益气温阳，促进肾精蒸腾布散，濡养全身；丹皮、茯苓活血、利湿，泻浊邪，防止补而壅滞，影响津液运行，形成水湿，甚至郁而化热，使补而不滞，促进津液正常布散。

（4）**滋水制阳，润燥泻火**　万密斋指出，人有误服壮阳辛燥之剂，鼓动其阳之火，煎熬真阴之水，以致相火妄动，阴精渐涸者，其法以滋水为主，以制阳火。盖肾苦燥急，急食辛以润之。滋水者，滋其水之化源，以御其辛燥之邪。燥邪既退，阴水自生，水生不已，则火有所制而不动矣，以补阴丸主之。补阴丸组成及用法：黄柏四两（盐水拌，新瓦上炒至褐色），知母四两（去皮，酒拌，新瓦上炒），淮庆熟地黄十六两（酒洗，焙），天冬一两（去心，新瓦上焙），共为末，炼蜜为丸，梧子大。每服五十丸，空心食前盐汤下。肾恶燥，用知母之辛以润之；肾欲坚，用黄柏之苦以坚之；虚则以熟地黄补之。盖虚则补其母，肺乃肾母，金体本燥，今用辛燥之药，恐肺益燥，故以天冬补肺，使之润燥泻火而滋肾之化源。

2. 补脾益胃，益气养精

（1）**益气健脾，行气燥湿**　万密斋指出，养生应注重固护脾胃，白昼宜经常服用参苓白术丸，协调五脏补益脾胃。参苓白术丸组成及用法：人参、白术、山药、白茯苓、白扁豆（去壳，姜汁炒）各一两半，砂仁一两，桔梗、炙甘草、薏苡仁、莲肉（去皮）各一两，陈皮（去白）一两半，炼蜜为丸，如弹子大，约一钱重，每服二丸，枣汤化下。该方以白术、甘草平肝；人参、桔梗补肺；白茯苓补心；山药补肾；四君子加山药、莲肉、白扁豆、薏苡仁专补脾胃之虚，以防止补而壅滞，阻遏脾胃之气；脾胃虚，则糟粕难以变化，故以橘红、砂仁、桔梗宣畅气机，排出糟粕。

（2）**补气健脾，淡渗利湿**　万密斋指出，脾胃素弱食少之人，因过食而加重脾胃功能，致水谷停聚而成水湿，出现泄泻等症者，应以补气健脾为主，并佐以淡渗利湿之法，宜常服健脾散，尤其是脾泄者更应久服健脾散，助中和之气。健脾散组成及用法：人参一两，白术、白茯苓、炙甘草各二两，山药、薏苡仁、莲肉（去心）、芡实（去壳）、白扁豆（去壳，炒）各四两，上为细末，每服二钱，枣汤调服。该方以四君子益气健脾，山药、芡实、莲肉生津止泻，白扁豆、薏苡仁化湿健脾，如此则湿浊祛，泄泻止，脾气健，中气和，津液充盈，机体得养。

脾胃虚弱，或饮食过量超过其腐熟运化之功，则运化失职，津液停而成水湿痰浊，甚至形成积滞，久之郁而化火，形成疮毒，宜服枳壳化痰丸。枳壳化痰丸组成及用法：白术二两，枳实（麸炒）二两，陈皮（去白留红）七钱半，半夏曲一两，香附（童便）一两半，神曲（炒）一两，苍术（米泔浸）一两半，为末，荷叶包米煮饭为丸梧子大，每服五十丸，淡姜汤下。该方以白术益气健脾，陈皮、半夏、苍术燥湿健脾化痰，神曲、枳实消食导滞，香附、陈皮调理气机。如此则脾胃健，进饮食，无留滞之积；开郁而气自顺，化痰而饮不蓄，药虽不峻猛，其功甚大。

（3）合理饮食，预防食积　"饮食自倍，脾胃乃伤"，饮食过度，肠胃不容，则溢而上出，症见恶心、呕吐；不上出则停于中而不行，症见胸满腹胀；水谷不化，则水不行为蓄水，食不化为宿食，久之，蓄水、宿食变生诸病。

若初食后微觉胸中不快，此为食伤，宜服消导之剂，不可迁延而成积证，以加味二陈汤主之。加味二陈汤组成及用法：橘红、白茯苓各七分，半夏一钱（制），炙甘草三分，川芎、苍术、白术各八分，砂仁五分，神曲七分（另研炒），香附一钱，山楂肉一钱半，麦蘖五钱（炒为末另包），上除麦蘖另包外，余药细切，水二盏，姜三片，大枣三枚，煎一钟去渣，调上神曲、麦芽末服之。该方以二陈汤化痰除湿醒脾，山楂、神曲消食健脾，砂仁、苍术除湿健脾，川芎行气活血，白术、甘草益气健脾。

若食喜嗜之物，未加节制，而成积证，当分冷热积滞不同用药。若伤肉食面食、辛辣厚味之物，此为热积，以所伤之物煎汤作引，送服三黄枳术丸。三黄枳术丸组成及用法：黄芩（酒洗）、黄连（酒洗）、大黄（湿纸包煨烙干）各一两，枳实五钱（麸炒），神曲、橘皮、白术各七钱半，为细末，汤浸蒸饼为丸，如绿豆大，每服五十丸，食前服。该方以黄芩、黄连清热燥湿，大黄、枳实行气导滞，陈皮斡旋中焦之气，神曲消食健脾，白术益气健脾。

若伤瓜桃生冷之类，此为冷积，以所伤之物煎汤做引，送服木香清积丸。木香清积丸组成及用法：木香（去苞）、益智仁各二钱，青皮、陈皮各二钱，三棱（煨）、莪术（煨）各五钱，牙皂一钱半（烧存性），巴豆肉五钱（醋煮干，另研），为末，醋打面糊为丸，绿豆大，每服二十丸至三十丸，食前服。该方以巴豆泻下冷积，三棱、莪术破血除瘀，木香、陈皮、青皮行气。

若过食辛热、香美、煎炒之品，可能引发痈疽，宜以真人活命散调治。真人活命散组成及用法：瓜蒌一钱，甘草、乳香各一钱，穿山甲三大片（蛤粉炒），赤芍、白芷、贝母各一钱，防风七分，没药、皂角各五分，归尾（酒洗）、金银花各三钱，大黄一钱（酒煨），木鳖肉八分，用金华酒二盏煎服，服药后再饮酒数杯，以助药力。体重者加黄芪一钱，减大黄五分，大便溏者勿用大黄。

（4）饮酒有度，慎服药酒　万密斋认为，大饮则气逆。饮者，酒也，味甘辛苦，气大热，苦入心而补肾，辛入肺而补肝，甘入脾和气血而行荣卫。然大饮则醉，醉则肺先受伤，肺主气，肺受伤则气上逆而病吐衄，故他强调，酒虽可以陶情，通血脉，是养生所不可缺，然过度则会耗气乱神，伤及肠胃，损伤机体。病酒轻者，症似伤寒，却不可以伤寒治，否则反助其热，也不可见热而用苦寒之药。

因酒性之热，乃无形之气郁遏，非汗不能解；酒体之水，乃有形之质，非利不可泄，故常用葛花解醒汤治疗。葛花解醒汤组成及用法：葛花、白豆蔻、砂仁各五钱，木香五分，青皮三钱，陈皮、人参、白茯苓、猪苓各一钱半，白术、神曲、泽泻、干生姜各二钱，为细末，每服三钱，白汤调下，但得发汗，酒病去矣。该方以葛花解表发汗醒酒，针对酒成水湿，伤及脾胃；以砂仁、豆蔻芳香化湿；木香、青皮、陈皮行气，促进津液运行；猪苓、泽泻利水渗湿给邪以出路，且以生姜从上宣肺利水、白术从中健脾利水、茯苓从下利水渗湿；辅以干姜温中和胃，人参益气健脾。全方上下分消以去其湿，益气健脾以扶其正，则酒病得解。

酒病之重症，症见酒停不散，清则成饮，浊则为痰，停于五脏六腑，引发诸症；如停于肺则见喘咳；停于心则见心痛、怔忡等。只以十枣汤峻下逐水，后以糜粥自养。十枣汤组成及用法：芫花（炒研末）、甘遂末、大戟末，强者各三分，弱者折半；大枣十个（肥者），水一盏半，煮枣至八分，去枣入药末，搅匀服之。得快下清水，其病去矣，不动再作一服，动后糜粥自养。

常饮酒之人可常服神仙醒酒方，以解酒毒，醒宿毒，饮酒不醉。神仙醒酒方组成及用法：葛花五两，赤小豆花、绿豆花各一两，家葛根八两（捣碎，水澄粉），白豆蔻七钱（去壳，取末），上为细末，用生藕捣汁和丸，如弹子大，每服一丸，嚼烂，津咽下。

针对人们喜服酒药以防风湿养生的现状，万密斋指出应结合节气、体质分别对待。酒为辛燥之品，春夏饮之，则会助热生火；秋冬饮之，则失收藏之道。果有风湿之疾，可以饮之；若无风湿之疾，过饮此辛燥之品，则腠理开，血气乱，阳气不固，津液外泄，则风湿之气因而乘之。

针对确需调养之人，则列出如地黄酒、薯蓣酒、何首乌酒、天门冬酒、春寿酒以及紫背浮萍酒等，前五种酒皆有一定的强筋骨、通血脉、填骨髓、安神志、防衰老等补益作用，而紫背浮萍酒则主要针对因风痰蒙蔽而成瘫痪者，以助其恢复。

3. 补心益肾，养血固精

中医认为，精能化气生神，为气、神之源；神能驭气控精，为精气之主，故积精以全神，神清以驭精。因此，万密斋建议人们夜间宜经常服用天王补心丹，以调理阴阳水火。天王补心丹组成及用法：熟地黄、白茯苓、人参、远志（去心）、甘草（水煎）、酸枣仁（去壳，炒）、石菖蒲、炙甘草、玄参、柏子仁（去壳）、天冬（去心）、麦冬（去心）、丹参、归身（酒洗）、杜仲（去皮，姜汁炒，断丝取末）、五味子各一两，上十五味共为末，炼蜜杵为丸，如弹子大，每丸重一钱，金箔为衣，每服一丸，枣汤化下，临卧食远服。该方以熟地、当归、五味子、杜仲益血固精；人参、白茯苓、柏子仁、远志、石菖蒲、酸枣仁宁心安神，除惊悸，止怔忡，缓解善忘；天门冬、麦门冬、丹参、玄参、甘草清三焦，去烦热。

（二）燮理五脏，调养整体

万密斋指出，色脉证治，本诸五脏，五脏平和则病不生；或寒暑之违和，或饮食之失节，则风伤肝，暑伤心，寒伤肺，湿伤肾，饮食伤脾，而病生矣。他在养生方药中也特别注重五脏的燮理，从五脏入手，调养整体。

1. 防治五痨，温养五脏

人以五脏化五气，以养机体。而禀赋薄弱、后天失养及外感内伤等各种因素均可引起脏腑功能虚衰，导致气血亏损、元气亏耗，若不注意调养，日久不复，久虚不复为损，虚损日久则为痨。故万密斋指出，人之病痨者，动曰火症，此虚损之证，并提出了以五脏为核心，以补益为主的防治虚痨养生之法。

（1）和气养血，泻火调肝　万密斋指出，肝痨者憎寒、壮热、自汗、面白、目干、口苦、精神不守、胆怯，平时宜服用柴胡四物汤，即小柴胡汤合四物汤，养血调肝；或金匮肾气丸，补肝之母。柴胡四物汤组成及用法：人参五分，黄芩一钱，生地黄一钱（酒洗），半夏三分（炮），柴胡一钱，炙甘草五分，当归身七分，川芎五分，白芍五分，生姜三片，水煎。该方以柴胡入经和气，以川芎入络和血，以人参大补元气、生津止渴，安神益智，黄芩、姜清热燥湿，泻火解毒，佐以当归、生地黄、白芍养血敛阴，以半夏、炙甘草之辛甘化阳。

（2）益气补血，安神养心　万密斋指出，心痨者或寒或热，面黑，鼻烂，喜怒无常，大便难，或腹泻，口疮，平时宜服用加减八珍汤、天王补心丹滋补心血。加减八珍汤组成及用法：人参、白茯苓、炙甘草、当归、生地黄、白芍、麦冬各五分，五味子九粒，酸枣仁三分，泽泻三分，黄连三分，水一盏半，灯芯十二根，水煎八分，食后服天王补心丹。该方以人参、白茯苓、炙甘草益气生津、补脾益气，当归、白芍、生黄地滋养心肝，麦冬、泽泻、灯芯清热除烦，酸枣仁助人参、白茯苓入气分以调和脾胃，全剂配合，共收气血双补之功。

（3）补中益气，健脾和胃　万密斋指出，脾痨者憎寒热，面青，唇黄，舌强不能言，饮食无味，体重肌痛，口吐涎沫，平时宜服用补中益气汤、参苓白术散，并辅以相应的加减，如咽干加甘葛，精神短少倍加人参等。

（4）益气健脾，宣肺养阴　万密斋指出，肺痨者憎寒发热，面鼻干，口燥，毛发枯，咳嗽，喘急，时吐白沫，或有红血线，平时宜服用加味紫菀散、大阿胶丸。加味紫菀散，即王海藏治虚劳咳中有血方加天冬、麦冬。该方组成及用法：紫菀二分，人参、甘草、桔梗各三分，阿胶（炒成珠）、贝母、白茯苓各五分，知母七分，天冬（去心）、麦冬（去心）各八分，五味九分，水一盏，煎八分，临睡服。该方以阿胶、麦冬、天冬、知母滋养肺阴，紫菀、贝母、桔梗宣肺止咳，人参益气健脾，培土生金。大阿胶丸，凡嗽血俱用。该方组成及用法：阿胶（蛤粉炒成珠）、生地黄、天冬（去心）、山药、五味子（肥者）、白茯苓各一两、贝母、知母、款冬花、桔梗、桑白皮（蜜制）、杏仁（炒，去皮）、人参、甘草各二钱半，为末，炼蜜为丸，弹子大，每服一丸，薄荷汤下。该方以阿胶、生地黄、天冬、五味子、山药滋补肺肾之阴，贝母、款冬花、桑白皮、桔梗、杏仁宣降肺气，人参、甘草益气健脾，培土生金。

（5）补血养血，滋阴补肾　万密斋指出，肾痨者憎寒，面黄，耳聋，焦枯，骨酸痛，小便白浊淋漓，平时宜服用加味四物汤，即四物汤加知母、黄柏，为补肾之要药。加味四物汤组成及用法：熟地黄二钱二分，川芎五分，归身八分，白芍一钱，知母八分，黄柏八分（炒褐色），天冬一钱（去心），五味十二粒，柏子仁五分，水二盏，煎一盏，空心服。

2. 安定五志，和调五脏

善养生者，注重情志调摄。情志过激往往影响体内功能失调，进而累及五脏。"暴喜伤心，暴怒伤肝，暴恐伤肾，过哀伤肺，过思伤脾。"万密斋针对五志的病因病机及临床症状提出了具体的养生方法与方药。

（1）平心止怒，理气调肝　万密斋指出，人之怒者，必因其拂逆而心相背，受其侮辱，气急上逆，在内则影响诸脏功能失调，症见呕血、飧泄，气机不相顺接，而成薄厥、湿厥、痹症等，症见胸满胁痛，食则气逆，喘渴烦心，耳暴闭等；在外则因气结日久，郁而化火，壅滞于肌腠，发为痈疽。故易怒者平时宜常服四物平肝汤，以平心止怒、理气调肝。四物平肝汤组成及用法：川芎、当归各五分，白芍一钱，生地黄三分，甘草一钱，栀子仁七分（炒），人参五分，香附米七分（童便煮，焙焦黑，杵碎），青皮五分，瓜蒌根五分，阿胶三分（炒），水一盏，煎八分，食远服。该方以四物汤养血和血以补肝体；香附、青皮疏肝理气以促肝用；人参、阿胶益气养血，协助四物汤滋养津血；栀子清热化火，以解郁热；栝楼根宽胸理气。

（2）**抑志制喜，安神清心**　万密斋指出，人之喜者，偶有非常之遇，乍得非常之福乃发，过喜则志扬气盈，意不在人而散漫，症见多笑不休，甚则发狂，此多因于心阳亢盛，心神浮越于外。故大喜者平时宜常服黄连安神丸，以抑志制喜、安神清心。黄连安神丸组成及用法：黄连一两，炙甘草五分，栀子仁五分（炒），共杵和丸如弹子大，每服一丸，麦冬汤下。该方以黄连清心泻火，栀子泻火利水，使火热之邪从小便而去，同时辅以甘草益气健脾，以化生气血，滋养心神，则心火去，心神得安。

（3）**除念去思，化痰健脾**　万密斋指出，人之思者，谋望之事未成，探索之理未得，乃思，过思则心存不放，念久难释，气结不行，多因于脾气被困，失其运化，津液停而成水湿痰浊，进而困厄脾气，症见纳差，口中无味，嗜卧，心下痞，昏瞀，白淫，甚躁扰不眠，女子则月经不调，善太息、健忘。故相思者平时宜常服加减二陈汤，以除念去思、化痰健脾。加减二陈汤组成及用法：陈皮（去白）、白茯苓各一钱，半夏五分（制），甘草三分，香附一钱（制），苍术七分（米泔浸），贝母、川芎、青皮各五分，水一盏，生姜三片，煎八分，食远服。该方以二陈汤燥湿化痰健脾，苍术、贝母燥湿化痰，青皮、香附、川芎行气活血。

（4）**隐痛化悲，理气养肺**　万密斋指出，人之悲者，或至亲之丧而惨切于中，或势位之败而慨叹于昔，乃悲也。悲则哽咽之声不息，涕泣之出不止，过悲则气消，症见因肺气亏虚引起目昏、筋挛、胸中痛，崩血。故悲伤者平时宜常服加味四君子汤，以隐痛化悲、理气养肺。加味四君子汤组成及用法：人参五分，白术五分，白茯苓五分，炙甘草五分，黄芪三分（炙），麦冬七分，桔梗三分，水一盏，大枣三枚，煎七分，食后服。该方以四君子汤加黄芪益气健脾、培土生金，加麦冬润肺生津，桔梗宣散肺气。

（5）**临危不恐，滋津固肾**　万密斋指出，人之恐者，死生之际，躯命所关，得丧之时，荣辱所系，乃恐也。恐则神色俱变，伤及肾脏，肾气难以蒸腾反渗于下，在下则症见便溺遗失，全身则因精微亏虚症见失明、舌短、声喑、骨痿等；肾水难以上滋于心，心神浮越于外，症见心悸、面热。故恐惧者平时宜常服定志丸，以临危不恐、滋津固肾。定志丸组成及用法：熟地黄一两，人参五钱，远志肉、白茯苓各七钱，酸枣仁、桂心、柏子仁（去壳）各三钱，共为末，炼蜜丸，如梧桐子大，每服三十丸，空心食前温酒下。该方以熟地填精益髓，桂心温补肾阳，以蒸腾肾气，人参益气养血，酸枣仁、柏子仁养血安神，远志安神定志，以交通心肾，肾气失其蒸腾之功，则水液难以布散，而成水湿浊邪，进一步阻遏肾气布散，故以茯苓利水渗湿，给邪以出路，以恢复肾脏"藏而不泄""满而不实"的状态。

（三）药不执方，因人制宜

因每个人个体特点，诸如年龄、性别、体质等不同，故在服用方药养生时不可胶柱鼓瑟、偏于一隅，而要药不执方、因人制宜。

1. 遵循生命规律养生

人体生命有其自然发展规律，其生长发育、气血盈亏随着年龄的增长而变化。《灵枢·天年篇》载："人生十岁，五脏始定，血气已通；二十岁，血气始盛，肌肉方长；三十岁，五脏大定，肌肉坚固，血气盛满；四十岁，五脏六腑，十二经脉，皆大盛以平定，腠理始疏，荣华颓落，发颇斑白，平盛不摇；五十岁，肝气始衰，肝叶始薄，胆汁始灭，目始不明；六十岁，心气始衰，苦忧悲，血气懈惰；七十岁，脾气虚，皮肤枯；八十岁，肺气衰，魄离；九十岁，肾气焦，四脏经脉空虚；百岁，五脏皆虚，神气皆去，形骸独居而终矣。"故药物养生应遵循生命发展规律。

（1）**补元调气，填精补髓**　万密斋指出，人年四十，肾始衰竭，肾精日益减少，故宜常服永寿丸。该方大补元阳，益脾胃，调顺气血，填补精髓。永寿丸组成及用法：莲肉一斤（去心，先用酒浸一日，后装入雄猪肚内缝紧，将浸莲肉酒添水煮熟，取出晒干），苍术一斤（刮净，分作四分，用酒、盐水、米泔水、醋分浸，按时定日），白茯苓四两，熟地四两，川楝肉（炮，取肉）、枸杞、山药、柏子仁（炒，另研）、破故纸（用麻油炒香，去麻）各二两，青盐五钱（炒），沉香、木香各一两，五味子、小茴香（炒）各二两，十四味为末，酒和，杵匀为丸，如梧子大，每服五十丸，加至七十丸，空心温酒下、盐汤下。

（2）乌发固齿，益肾强腰　万密斋指出，人年四十，肾气始衰，阴气自半，肾精不足，所以头发开始斑白，牙齿开始松动，并且易患腰痛之疾。发为肾之荣，齿为骨之余，肾之标，肾气盛则发长齿固，肾衰则齿去发落；腰为肾之府，腰痛之病，多属肾虚，肾虚难以生精，腰失濡养则痛。黑发宜服何首乌丸，填精补髓，滋养乌发。何首乌丸组成及用法：何首乌一斤（新取赤白二种，各半，用米泔水浸一夜，竹刀刮净，忌铁），牛膝半斤（去芦），黑豆三升（酒浸），铺黑豆一升在底，即铺何首乌片六两，再铺牛膝二两七钱，作一层，又如前铺黑豆、首乌、牛膝，以物盖定，慢火熬至豆烂为度，取出去豆，竹刀挫碎，暴干，用石碾、石臼取末，勿犯铜铁；何首乌末一斤，牛膝末半斤，熟地黄（酒蒸，忌铁，焙干，取末）半斤，三味和匀，炼蜜放木臼内杵千余下，为丸，梧子大，每服五十丸；忌羊血、萝卜、生葱并藕。该方以何首乌、熟地黄填精生髓，牛膝健肾生精。

固齿宜用固齿方，可白牙固齿，去风除齲。固齿方组成及用法：熟地黄、香附、旱莲草各二两，石膏（煅）、升麻（炒）各一两，细辛、白芷、青皮（炒）、羊胫骨（烧灰）各五钱，嫩槐枝四十九寸长（新缸瓦炒成炭存性，取起择去梗），为末，用黑铅作盒盛之。

腰痛宜常服煨肾散、青娥丸，其中煨肾散以杜仲、巴戟天、肉苁蓉、小茴香、破故纸、青盐等益肾强腰；青娥丸以杜仲、破故纸强腰健肾。煨肾散组成及用法：杜仲（盐水炒去丝）、小茴（炒）、巴戟（去心）、肉苁蓉（酒洗）、破故纸（酒淘净，炒）、青盐各等分，上为末，和匀，用獖猪腰子，竹刀劈开，内划成纵横路，入药一钱，湿纸包裹，火中煨熟食之。温酒咽下，每日食一枚。青娥丸组成及用法：破故纸十两（水淘净，待干，用黑芝麻同炒，去麻），杜仲五钱（去皮，挫细以生姜自然汁炒尽丝，取末），为细末，用胡桃肉五十，以糯米粥相拌，臼内捣如泥，布滤去滓，用此糊为丸，梧子大。每服三十丸，空心盐汤下。

（3）滋水涵木，调肝养目　万密斋指出，人年五十，肝叶焦，胆汁减，目始不明。夫目者精明之府，肝之窍也。水者木之母也，肾为水脏，其液藏于肝胆，上注于目。人年四十肾气始衰，精少液干，故至五十肝叶焦，胆汁减者，皆肾气不足所致也，虚则补其母，宜服育神夜光丸。育神夜光丸组成及用法：熟地黄（酒洗，蒸，焙）、生地黄（酒洗，焙，取末）、菟丝子（酒洗，淘去灰土，再以酒浸一夜，蒸捣为饼，晒干）各二两，当归（酒洗）、牛膝（去芦，酒洗）、地骨皮（净）、远志（去心，甘草水煮）、枸杞（酒洗）、枳壳（麸炒）、甘菊花、五味子各一两，为末，炼蜜为丸，梧子大，每服五十丸，空心盐汤下，食后酒下，临睡茶汤下。该方以熟地、生地、菟丝子填精益髓，五味子、当归养血生津、滋养肝木，地骨皮、牛膝、枸杞补益肝肾，菊花调理肝气，枳壳行气导滞，以防诸补益药太过壅滞，阻遏胃气，影响津液上注于目。

（4）健脾益肾，和调津液　万密斋指出，人年六十，常苦大便艰涩秘结，此多缘于气不调，血不润矣。盖肾开窍于二阴，肾虚则津液不足，肠道失润，大便干涩不通，切不可使用攻下之剂，否则愈攻愈秘，愈下愈虚，虽取一时之快，却贻害终身。前人食用苏麻粥，即苏子、麻仁入粳米煮糜粥，苏子行气，麻仁润血，二者合用，健脾和胃，行气润肠，自然大便润快；朱丹溪则以三子养亲汤，行气化痰，健脾和胃，其中苏子行气，芥子化痰，萝卜子消食化积；万密斋在前人基础上创地黄四仁丸，治疗老人便秘。地黄四仁丸组成及用法：火麻仁二两（净肉，另研），郁李仁一两（去壳，另研），桃仁（去皮尖）、杏仁（制）各四十九粒，熟地黄二两（酒洗，蒸，熔，另研），上五味，各研极烂不筛，放舌上无渣方好，炼蜜为丸，梧子大，每服五十丸，枣汤送下。该方以地黄补肾生津液，麻仁、桃仁活血润肠，郁李仁、杏仁行气润肠，以蜂蜜和之，益气健脾润肠。

2. 针对性别差异调治

性别不同，其生理、病理特点各异，平素服用的养生方药固然不同。

（1）补气固精，抑气调血　在生理方面，男子以精气为主，以肾为先天，女子以血为本，以肝为先天。

有鉴于此，万密斋指出，男子形乐则气盈，志乐神必荡，不知安调则神易散，不知全形则盈易亏，其精常不足，不能至于溢而泻也。故男子应补其气以固其精，不益之则精涸而成疾矣，宜常服八益丸补气固精。八益丸组成及用法：熟地黄八两（酒拌，九蒸九晒，焙干，忌铁器），黄柏四两（去皮，盐水炒褐色），莲肉二两（去心），芡实肉二两，知母四两（去毛皮），共为细末，炼蜜杵千余下，如梧子大，每服五十丸，空心食前温酒下，以米膳压之，忌萝卜。该方以熟地填精益髓，莲肉、芡实涩精固肾，黄柏、知母滋阴清热。

女子性偏急而难容，情媚悦而易感，难容则多怒而气逆，易感则易伤津血，气逆不行，血少不荣，则月事不以时下，故女子应耗其气调其血，不损之则经闭成病矣，宜服七损丸抑气调血。七损丸组成及用法：香附米一斤（童便浸三日，一日一换，舂烂焙干，净），当归四两（酒洗），川芎六两，为细末，酒煮糊面为丸，如梧桐子大，每服五十丸，空心食前茴香汤送下。该方以当归、川芎养血活血，香附平调肝气，使气血和调，则月事以时下。

（2）顺气调经，壮阳秘精　在病理方面，女子有经、带、胎、产诸疾及乳房、胞宫之病；男子因精气易亏而有精室疾患及男性功能障碍等特有病证，如阳痿、早泄、遗精、滑精等。

万密斋认为，肾不藏精，心肝之气不足是导致阳痿、不育、遗精、梦泄等疾病的内因。肾藏精，主生殖，若不知调养肾精，则会影响生殖。肾为作强之官，肝为罢极之本，男子阳道不强多因肾肝之气不足。肾主骨，肝主筋，肾虚则骨气不足，肝虚则筋气不足，阴起而不坚不振。交接之时，其精易泄流而不射，散而不聚，冷而不热，此因于心气不足。因此，他提出了以生精固精为核心，心肝肾三脏交养，并随相应脏气不足而补之的养生方法。诸如，肾气不足则益肾，选用熟地黄、苁蓉、杜仲之类；肝气不足则益肝，选用当归、牛膝、续断、巴戟之类；心气不足，则选用五味子、兔丝子、柏子仁之类。他建议有性功能障碍的男子平时宜常服壮阳丹、金锁秘精丹，暂无生育能力的男子长期服用螽斯丸。

壮阳丹组成及用法：熟地四两，巴戟二两（去心），破故纸二两（炒），仙灵脾二两，阳起石一两（炒，另研，水飞），桑螵蛸一两（直者，焙），上为末，炼蜜为丸，如梧子大，每服三十丸，空心酒下，亦不可持此自恣，戒之。

金锁秘精丹组成及用法：治男子嗜欲过度，精气不固，固涩去脱。莲肉（去心）、芡实肉各四两，白龙骨一两（煅），桑螵蛸一两（焙），共为细末，又以金樱子（霜后半黄者，去刺，劈两片，去子，水淘净）捣烂入锅中，水煎，约水耗半，滤去渣，再煎如稀饧，和药末，杵千余下，为丸，梧桐子大。每服三十丸，空心盐汤送下。更以獖猪腰子二枚，煨熟，助其药力。该方以莲肉、芡实肉、龙骨、桑螵蛸固涩去脱。

螽斯丸组成及用法：归身（酒洗）、山茱萸肉、牛膝（酒洗）、川续断（酒洗）、巴戟（去心）、苁蓉（酒洗，焙）、杜仲（姜汁炒尽丝）、枸杞、菟丝子（酒蒸）、柏仁（去壳）、芡实肉、山药各一两，熟地黄二两，破故纸、益智仁（炒）、五味子各五钱，共为末，炼蜜为丸，梧子大，每服五十丸，空心温酒下。该方以枸杞、菟丝子、柏子仁生精，使不至于疲乏；用山茱萸、山药、芡实固其精，使不至于易泄。

月经失调女子则平时宜常服调经丸。调经丸组成及用法：香附米一斤（杵净，醋浸，春五日，夏三日，秋七日，冬十日，瓦罐煮干，焙干取末），川芎、当归、白术、陈皮各五钱，为末，酒煮面糊为丸，梧子大，每服五十丸，空心食前米汤下。该方用香附、川芎、陈皮，开郁顺气，白术补脾，当归养心，治心脾之病。

（3）**壮阳温精，开郁养血** 男女双方即使同患某一疾病也应根据其性别差异采取适宜的调养方法。如不孕症，万密斋指出：凡丈夫无子者，有二病焉：一曰禀赋不足，二曰色欲太过，致阳道痿弱，精气衰冷，故无子，宜服巴戟丸。巴戟丸组成及用法：巴戟（酒浸，去心）、益智仁、杜仲（盐酒炒尽丝）、菟丝子（酒浸蒸杵）、川续断、山药、远志（去心，甘草水炙）、白茯苓、蛇床子（炒）、牛膝（去芦，酒浸）各一两，山茱萸（去核）、五味子各二钱，肉苁蓉二两（酒浸），为末，炼蜜为丸，梧子大，每服二三十丸，空心温酒下。

凡妇人无子者，有三病：一曰血海虚冷，二曰神思困郁，三曰饮食减少，致经候不调，朝夕多病，故无子，服乌鸡丸。乌鸡丸组成及用法：白毛乌骨鸡一只（重二斤半许，关在笼子中以陈老米饭喂养七日，勿令食虫，闭死，去毛净肠，用丹参四两，锉细，放鸡肚内，将鸡装入瓦罐，再入醇酒浸煮，约高一二寸许，慢火煮熟，和骨捣烂，捏作薄饼，蘸余汁焙至干，研为末），香附米一斤（净，分四组，一组米泔水浸，一组童便浸，一组醋浸，一组酒浸。春秋二日，夏一日，冬四日，捣碎，焙干），熟地黄四两，当归（酒洗）、白芍药、鳖甲（醋炙）、生地黄（酒洗）、人参各三两，川芎三两半，牛膝（去芦，酒洗）、白术、知母、丹皮、贝母、柴胡、白茯苓、黄芪（炙）各二两，地骨皮、干姜（炒）、玄胡、黄柏（炒）各一两，秦艽一两半，为末，并鸡末和匀，酒浸各半，煮面糊丸，梧子大，每服五十丸，温酒米饮任下，忌煎炒辛辣之物及苋菜。

3. 根据体质特征调护

由于每个人的先天禀赋和后天调养不同，个体素质不但有强弱，而且还有偏寒偏热之差异，因此在治疗时应根据体质强弱、体型肥瘦采取适宜的调护方法。诸如，针对伤食积食，万密斋提出脾胃素强能食者以宣通为主，食少成积者以消导为主；针对痰饮，他提出体胖身肥者之痰从温、体弱身瘦者之痰从火。

（1）强者宣通，弱者消导 万密斋指出，脾胃素强能食之人，多食而易伤脾，形成水湿浊邪，困厄脾气，故平时调护应以宣通为主，通过益气健脾、行气化湿，使中焦健运，避免伤食，常服枳术平胃丸。枳术平胃丸组成及用法：白术、苍术（米泔浸）、陈皮各四两，炙甘草、砂仁各一两，厚朴（姜汁炒）、枳实（麸炒）、香附（童便浸）各二两，为细末，荷叶包，粳米煮饭为丸，梧子大，每服五十丸，米饮下。该方以平胃散燥湿醒脾，砂仁、香附，行气化湿，白术益气健脾。

平日食少而成积者，平时调护应以补益脾胃为主，方选补中益气汤加曲蘖以消导之。补中益气汤组成及用法：升麻五分，黄芪（炙）、甘草（炙）各五分，人参一钱，白术五分，当归五分，柴胡五分，陈皮五分，水盏半煎八分，食远服。脾胃益虚，肺气先绝，用黄芪以益皮毛而开腠理；自汗上喘气短，损其元气，用人参补之；心火乘脾，用炙甘草以泻火热而补胃之元气；此三味乃除湿热、烦热之圣药也。白术甘温而苦，除胃热，利腰间血；升麻苦平味薄，能升胃中清气，又引黄芪、甘草甘温之气上升，能补卫气之散解而实其表；用当归以和血脉；用陈皮以理胃气，又助阳气上升，以散滞气而助甘辛之药力。

体健伤食者，见胸腹痞胀，烦躁不安，平时应常服用保和丸消宿食、助脾胃。保和丸组成及用法：消宿食，无留滞之积，助脾胃，成变化之功。橘红一两，枳实（麸炒）、黄连（姜汁炒）各五钱，白术一两半，木香三钱，山楂肉、神曲（炒）各七钱，麦芽（炒）、莱菔子（炒）各五钱，为末，汤浸蒸饼，为丸，白汤下。该方以山楂、神曲、麦芽、莱菔子、枳实消积导滞，消除痞胀；橘红、白术、丁香燥湿化痰，理气和胃；黄连清热燥湿散结，共成消食和胃之功。

（2）肥人从温，瘦人从火　万密斋指出，治痰除以行气为主外，还应结合人之体质肥瘦区别施治，肥人之痰从温，瘦人之痰从火。他说："人之病者，有十病九痰之说。然则，痰之为物也，乃肾之真水，五脏之真精，肠胃之精液。人之有痰，犹鱼之有涎，木之有液，苟无是痰则死矣。惟人气失其平则气逆，气逆则津液不行，不行则荣卫不通，不通则水谷之气不能传化，并其糟粕之滓，凝聚而成痰矣。痰者水谷之养所变也。古人治痰，以通气为主，意可见矣。肥人之痰从温，瘦人之痰从火，不可不知。"

肥人成痰，责之于奉养太厚，躯脂塞壅，故营卫之行少缓，水谷之化不齐，其治疗应以补脾益气为主，方选益气化痰丸。益气化痰丸组成及用法：南星二两（去皮、脐），半夏二两（汤泡七次），为细末，用姜汁捏作饼，勿太软。用楮叶包裹如盦酱样，待生黄衣取出，晒干。须在三伏天作之，半夏曲亦如此作。加入人参五钱，白术、白茯苓、陈皮各一两半，苍术（米泔浸）、香附（童便浸）、枳实（麸炒）各一两，苏子（炒，另研）、白芥子（炒，另研）、炙甘草各五钱，神曲一两（炒），桔梗一两（炒，为末），用姜汁浸，蒸饼，为丸，梧子大，每服五十丸，白汤送下。该方以四君子类益气健脾，南星、半夏、陈皮、苍术、神曲、白芥子、苏子燥湿化痰，香附、桔梗行气。

瘦人之痰，因于房劳太过，暴怒无常，冲任之火妄动，水谷之气不化，其治疗应以补肾降火为主，方选滋阴降火丸。滋阴降火丸组成及用法：熟地黄（姜汁拌，焙）、天冬（去心）、白茯苓、知母、黄柏（炒火色）各十两，贝母、陈皮（去白，盐水炒）、苏子（炒，另研）、瓜姜霜各五钱，为末，炼蜜为丸，梧子大，每服五十丸，空心淡姜汤下。该方以熟地、天冬等滋补肾阴，知母、黄柏滋阴降火，贝母、陈皮、苏子、瓜蒌化痰。可见，两方皆因痰所致，皆有苏子、陈皮化痰，益气化痰丸针对脾气虚湿浊阻滞所致，故以四君子汤和燥湿行气消食之品；滋阴降火丸针对肾阴虚化火形成痰证，以熟地等滋补肾阴，和知母、黄柏、贝母、瓜蒌等清热化痰。

（四）顺应四时，调畅气机

万密斋认为，养生应结合时令，否则易致相应病证。他指出："春应温而反寒，夏应热而反凉，秋应凉而反热，冬应寒而反温，此天地杀气，非正令也，尤宜慎之，以免瘟疫之病。"他根据一年四季常发疾病的病因病机，提出了以调理脾胃为核心，或祛除湿邪以恢复脾胃升降气化之功，或补益气血以为脾胃功能恢复提供物质基础的"春吐、夏汗，秋冬下"的方药调养方法。他强调，无病之人不可滥用吐、汗、下之法，否则无异于诛伐无罪之人。"春宜吐，夏宜发汗，秋冬宜下，此教人治病者，不可犯时禁。设遇可吐、可汗、可下之证，虽犯时禁，亦为之。所谓发表不远热，攻里不远寒。若无病之人，春与吐，夏与发汗，秋冬与下，此诛伐无过，所谓大惑也。""盖宣者布散之义，春月上升之气，或因寒气所折，郁而不发，则宜用升阳之剂，或吐剂，以助其发生之令，故谓之宣。若无寒折之变，则宣剂亦不必服也。岂可下之，以犯养生之禁，以逆上升之气也耶。"（《养生四要·卷之三·法时第三》）

1. 祛风解肌，春防疮疥

万密斋认为，春季时节易生疮疥，是因冬季不能固密皮肤，导致汗出，易受寒邪，凝滞营血，至春发陈，引发疮疥。故春发疮疥者宜服加减升麻和气饮调养，以祛风解肌，养血和营。加减升麻和气饮组成及用法：升麻、葛根、赤芍、甘草、当归、川芎、防风、白蒺藜（炒）、荆芥、生地黄、何首乌等分，水盏半，煎八分，温服。干燥加酒、红花、瓜蒌根。脓水不干，加黄芪、白芷。该方以葛根、升麻、防风、白蒺藜解肌祛风，赤芍、当归、川芎、生地、何首乌养血和营生精。

入春即发疮者，此为风疮，此为固有宿毒，至春阳气升发，则年年发作。故春发风疮者宜服消毒丸调养，以祛风止痒、养血通络。消毒丸组成及用法：乌梢蛇一两（干者一条，用酒浸去皮骨，焙取末），胡麻一两（炒），苦参三两（酒浸），白蒺藜（炒）、牛蒡子（炒）各一两半，共为细末，用浸蛇酒煮，面糊为丸，梧桐子大，每服五十丸，酒送下。

春季无暴寒冰雪，病发热，勿作伤寒，此为冬伤于寒，至春发为温病。故春发温病者宜服易老九味羌活汤调养，以祛风除湿、清热养阴。易老九味羌活汤组成及用法：羌活、防风、苍术各一钱半，川芎、白芷、生地黄、黄芩、甘草各一钱，细辛三分，渴加知母，水煎服。

2. 健脾和胃，夏防泄泻

万密斋指出，夏季症见恶寒、发热，又见腹痛、泄泻，水谷不化者，多因春季受风，寒湿困脾。故夏病泄泻者宜服良方神术散调养；泻下黏稠脓血，此为气血两伤，以胃风汤调养。良方神术散组成及用法：苍术二钱，川芎、藁本各七分半，羌活五分，炙甘草、细辛各三分，姜三片，水盏半，煎八分，要汗加葱白。胃风汤组成及用法：人参、白茯苓、川芎、当归、白术各等分，粟米一撮，水煎。

入夏即见霍乱吐泻，此为内伤生冷所致。故夏病霍乱吐泻者宜服六和汤调养，以化湿和中、益气健脾。六和汤组成及用法：人参、半夏、炙甘草、砂仁、杏仁（微炒去皮尖）各五钱，白茯苓、藿香、木瓜、白扁豆（炒）各二钱，厚朴（姜汁炒）一钱半，香薷二钱，姜三片，水二盏，煎服。该方中藿香、砂仁、杏仁、厚朴香能舒脾，辛能行气，且砂仁、厚朴兼能化食；木瓜酸能平肝舒筋，扁豆、赤茯苓淡能渗湿清热，而扁豆又能散暑和脾；半夏辛温，散逆而止呕；人参、白术甘温，补正以匡邪；加香薷者，用以祛暑；甘草补中，协和诸药；姜枣发散而调荣卫，皆所以和之也。

夏日纳凉得病，此为中暑。中暑者宜服东垣清暑益气汤调养。东垣清暑益气汤组成及用法：升麻、黄芪、苍术各一钱，神曲（炒）、人参、白术、陈皮各五分，黄柏（炒）、炙甘草、麦冬（去心）、归身各六分，葛根三分，泽泻五分，青皮二分，五味九粒，水煎服。

同时，万密斋指出，夏季可常以"孙真人生脉散"（人参、五味、麦冬各等分）加黄芪、甘草，代汤喝以令人有力；夏初多见脚软、食少、体热，此为注夏，多属阴虚元气不足，宜用补中益气汤去柴胡、升麻，防其升散之性耗伤阴血，加黄柏、白芍以滋阴清热，并早服大补阴丸、晚服参苓白术散，以辅助调养。同时告诫人们不可多食薄荷叶蒸治的绿豆粉，防其辛香发散之性令人多虚汗。

3. 补中消痞，秋防疟痢

万密斋指出，秋季病疟者缘于夏伤元气，正气亏虚，此为久病，不可轻易用截疟之法，宜以补中益气汤调养，升发脾气。补中益气汤组成及用法：黄芪、人参、炙甘草各一钱，白术、归身、柴胡、升麻、陈皮各五分，干姜、青皮各五分，水煎服。热多加知母，寒多加桂枝，无汗去白术，加苍术。

秋季见痢疾者，此因夏月内伤生冷，至秋阳气不降，结涩之物与湿热之气同坠于下，腹痛窘迫者以小承气汤清下热结，若腹痛止，其积已去；窘迫减，则热除，后以加味芍药汤调和，以平为期。小承气汤组成及用法：枳实一钱半，厚朴一钱半（姜汁炒），大黄三钱（酒煨），木香五分，槟榔二钱半，水煎服。加味芍药汤组成及用法：白芍一钱，人参、黄芩（酒炒）、陈皮各五分，木香、槟榔、炙甘草各三分，水煎，食后服。

4.化痰除湿，冬防咳嗽

冬季见咳嗽，此因秋伤于湿，至冬阴气加重，加重湿邪困厄肺气，肺失宣发，症见咳嗽。故冬季咳嗽者宜参苏饮调养，以宣肺化痰、健脾除湿。参苏饮组成及用法：苏叶五分，葛根、陈皮（去白）、前胡各七分半，人参、半夏（制）、白茯苓各四分，枳壳、桔梗各三分，甘草二分，乌梅一个（洗去核），生姜三片，枣三枚，水煎，食后服。该方以半夏、陈皮、茯苓化痰除湿，苏叶、前胡宣肺化痰，桔梗、枳壳宣上畅下，调畅气机，防诸药辛散之性耗散肺气，加乌梅敛肺止咳，人参、甘草、生姜、大枣益气、健脾、和胃，以培土生金。

（五）顺势而为，滋养得当

"治贵权变，握其势也"。养生亦要顺势而为，滋养得当。滋补方药不可随意服用，若单纯滋补，往往会形成壅滞，阻塞气血运行，非但无益，反而有害。

1.审因辨证，顺势调护

养生要注意顺其自然，适应疾病发展之势。万密斋关于梦泄者日常方药调养的论述充分体现了这一点。中医认为，梦泄是因先天不足，禀赋素亏，下元虚惫，后天失养，损伤肾精；或烦劳过度，阴血暗耗；或多思妄想，恣情纵欲，均可损伤肾阴；肾阴亏虚，阴虚火旺，相火偏亢，精室受扰则遗精。肾阳不足，精关不固而滑泄。万密斋指出，人之梦泄，其候有三：年少气盛，鳏旷矜持，强制情欲，不自知觉而泄精者，如瓶注水，满而自溢，是为无病，不须服药；邪克于阴，神不守舍，心有所感，不能主宰，或心受热，阳气不收而泄精者，如瓶之侧而水出，其病尤轻，合用平和之剂，宜服滋阴大补丸并固精丸（方见前），否则久亦成虚滑矣；酒色纵欲，下元虚损，脏腑积弱，其元久亏，心不摄念，肾不摄精，夜梦魂交而泄者，如瓶之镈而漏，此病最重，非固涩之剂，必不能治，故必用妙应丸秘精固涩之药，以救其脱，用秋石五补丸滋补之药，以滋其阴。清静以安其神，戒惧以防其败，或有能济者矣，否则虚损无补，其何能淑。

妙应丸组成及用法：治遗精白浊，固涩去脱。真龙骨、朱砂（水飞）、石菖蒲各二钱半，白茯苓、薏苡仁、石莲肉、砂仁各一钱半，桑螵蛸（焙）、菟丝子（酒浸一宿，焙）各五钱，牡蛎一钱（煅研），上为细末，山药糊丸，梧桐子大，服五十丸，粳米饮下。该方以桑螵蛸、菟丝子、龙骨、牡蛎等固精止遗，茯苓、薏苡仁、砂仁等健脾利湿。

秋石五补丸组成及用法：秋石（咸平，水之精）、补骨脂（苦温，炒，火之精）、五味（酸温，焙，水之精）、小茴（辛温，炒，金之精）、巴戟（甘温，去土，心之精），各等分为末，山药作糊为丸，如梧子大，每日空心服五十丸，红枣煎汤送下。

2. 兼顾它症，标本同调

万密斋指出，一些慢性病的调养，在针对主证的同时，也要兼顾它症、标本同调。如他指出，脾痨者平时宜常服补中益气汤（方见前）调养，若伴有其他病症则应在该方基础上加减用药。诸如如咽干加干葛；心刺痛倍加当归；精神短少，倍加人参，外加五味子；头痛加蔓荆子，痛甚加川芎。咳嗽夏加五味、麦冬，秋加连节麻黄，春加佛耳草、款冬花；久嗽者去人参。食不下者，或胸中有寒，或气滞加青皮、木香、陈皮；寒月加益智仁、草豆蔻，夏月加芩连，秋加槟榔、砂仁。心下痞加芍药、黄连。腹胀加枳实、木香、砂仁、厚朴；天寒加生姜、肉桂，夏加黄芩、干葛、白芍，冬加益智仁、草豆蔻、半夏。胁痛或缩急，加柴胡、甘草。膝下痛加熟地黄；不已，是寒，加肉桂。大便秘结加当归，外加大黄。脚弱或痛加黄柏，不已，加防风。气浮心乱，以朱砂安神丸镇之。他还强调该方加减之法，乃饮食、劳倦、喜怒不节之证。若证属热中者，宜用该方；若证属寒中者，则该方中黄芪、人参、甘草、白芍、五味能益其病，不宜用该方。

又如他指出，妇人胎前产后诸疾者宜常服益母草丸调治。益母草丸组成及用法：益母草，单一味为末，不犯铁器，炼蜜为丸，如弹子大，每服一丸。本方加木香、当归、赤芍尤佳。若伴有其他病症，则应以不同汤药送下。

诸如胎前产后，脐腹刺痛，胎动不安，下血不止，用水煎秦艽汤下，或当归汤下，半夏汤亦可；胎前产后，脐腹作痛有声，寒热往来，俱用米汤下；产后胎衣不下，及一切产难横生，或死胎经日不下，胀满心闷、心痛，炒盐汤下；产后中风，牙关紧闭，半身不遂，失音不语，童便、无灰酒送下；产后气喘、咳嗽，胃膈不利，恶心呕吐酸水，面目浮肿，两胁腋痛，动举无力，温酒下；产后，两太阳痛，呵欠，心悸、怔忡，气短，肌瘦，不思饮食，血风身热，手足顽麻，百节疼痛，米饮送下；产后眼花黑暗，血晕血热，口渴烦闷，见鬼狂言，不省人事，薄荷汤下；血崩漏，糯米汤下；产后赤白带，煎阿胶汤下；产后大小便不通，烦躁口苦，薄荷汤下；产后面赤颜垢，五心烦热，或腹中血块，腹脐奔痛，时发寒热，有冷汗者，童便、温酒各半下，或温薄荷汤下；产后恶血未尽，结带脐腹刺痛，恶气上冲，心胸满闷，童便、温酒各半下；产后痢疾，米汤下。

二、儿科疾病

万密斋指出，初生婴儿肌肤未实、筋骨未坚、气血未充，易受风寒侵袭；肠胃软脆、谷气未充，易为饥饱所伤，极易发生疾病，加之护养不当，后天失养，故小儿患病比较多。其云："方其幼也，有如水面之泡，草头之露，气血未定，易寒易热，肠胃软脆，易饥易饱，为母者调摄不得其宜，必不免吐泻、惊疳之病矣。及其长也，嗜欲既开，不能保养，是以六气逆侵于其外，七情交战于其中，百忧累其心，万事劳其神，一融之气，安期无病焉。"（《幼科发挥·附录·形气发微赋》）。因儿之初生只是一团血肉，"虽有形而无所用，虽有五脏而无其神，犹空脏也"，只有在变蒸之后，"皮肉筋骨以渐而坚，声色臭味以渐而加，志意智慧以渐而发，知觉运动而始成童"，才能成长为真正意义上的人。"儿之初生，语其皮肉，则未实也。语其筋骨，则未坚也。语其肠胃，则谷气未充也。语其神智，则未发开也。只是一块血肉耳。至于三百八十四日，然后脏腑气足，经络脉满，谷肉果菜，以渐而食，方成人也。"（《幼科发挥·卷之上·变蒸》）故万密斋将儿科疾病分为胎疾和幼疾两类，认为小儿初生至周岁有疾者，皆为胎疾；一岁至七岁幼儿，变蒸已足，形神俱全，脉虽难诊，口则能言，病多伤食之证；八岁以后，有脉可诊，证与大人同，只是应注意药剂用量。针对胎疾，他提出了未病先防、调养保全，对症施治、兼调母乳的治疗方法；针对幼疾，提出了"心肺脾三脏有补有泻，肝则有泻无补，肾则有补无泻"的治疗方法。当然，一些疾病当属不可治之例，如"巅疾""红丝瘤"此多缘于父母者，不必治疗；如小儿出生七天见"脐风"、一月之"丹瘤"、未三月之"惊搐"、百日之"痰咳"，皆不可治。

（一）胎弱

胎弱，即先天禀赋不足，"胎弱者，禀受子气之不足也"。胎儿在母体内形成形体时，所受营养不足，并受父母之精血不够，导致先天性虚损，诸如解颅、五软等。万密斋认为，胎儿之五体受气于先天父母之五脏，父母先天诸脏不足，则影响胎儿以至初生婴儿出现相应的不足。诸如，受肺之气为皮毛，肺气不足，则皮脆薄怯寒，毛发不生；受心之气为血脉，心气不足，则血不华色，面无光彩；受脾之气为肌肉，脾气不足，则肌肉不生，手足如削；受肝之气为筋，肝气不足，则筋不束骨，机关不利；受肾之气为骨，肾气不足，则骨软。故他指出，胎弱治疗当随其脏气求之。首先针对症状，辨别是哪个脏腑之脏气不足，然后再进行调理。如肝肾心之气不足者，宜六味地黄丸治疗；脾肺不足者，宜参苓白术散调治。又如见儿头破颅解，神慢气少，项软头倾，手足痿弱，齿生不齐，发生不黑，行走坐立，要人扶掖者，皆胎禀不足，多以六味地黄丸治疗。

1. 解颅

解颅者，生下惟囟不合，气衰不盛也，多忧多笑，更有目白睛多，㿠白色嫩者，多愁多喜，以年久头缝开解而不合。万密斋指出，解颅为幼科重症，可分两种情况：其一，初生后，症见头骨渐开，此胎气弱，肾不足；其二，闭而后开，自囟至印堂，有破痕可开一分或头缝四破，头皮光急，日渐长大，眼楞紧小，此因病后肾虚，水不胜火，火气上熏其髓则热，髓热则解，症见头骨复分开。针对肾虚，治疗以补肾为主，宜服地黄丸，以补肾之不足；同时母子并服调元汤、十全大补汤，以补脾胃，使气血充实，其颅自和。针对髓热，宜通圣散去硝为丸服用；并外用封囟法，防风、南星、白蔹、白及等分，末，猪脊髓捣和，封囟上，一日三易之。又有儿生下五六个月后，囟门已合而复开，多难养，此为肝肾风热之病，实则泻其子，以芦荟泻青丸加黄柏、黄芩、黄连治疗。

2. 颈软

颈软，"颈者，头之茎也，一名天柱骨。"(《育婴家秘·卷之四·头病》)颈软即头仰，为天柱骨不能任元而前后左右倾倒，此为恶病，其病因有二：一是小儿出生便颈软，为胎禀不足，肾气虚弱，母病及子，肝虚不能养筋，筋不束骨所致，宜服地黄丸加当归、续断主之；二是大病之后，气血虚弱，头骨不能起，宜十全大补汤炼蜜为丸服用。但有病惊风、痉痓者，不可误作项软。

典型医案：

一女嗜卧，发热项软，头倾倒不能举。诸医作风治，而迟疑不决。予至见之，谓诸医曰：此阳虚病也。盖头者诸阳之首，胃者诸阳之会，此女必乳食伤胃，胃气不足，故清阳不升，而项软不能任元也。可服调元汤，一剂而安。(《幼科发挥·卷之上·脾经主病》)

按语：此案患儿虽见"项软甚至头倾不能举"，类似惊风症，但患儿无抽搐，且嗜卧，万密斋认为，此为乳食伤胃，清阳不升，气血不足，机体失养。故方选调元汤，以黄芪、当归、人参大补气血。此案提示小儿高热易伴惊风，但也应结合患儿具体病情综合分析，而调理脾胃是其中的关键。

3. 五软

五软，即坐迟、不能立、不能行、齿生迟、发不生，为胎禀不足之症，难养。脊之下尻骨，尻骨不成，则儿坐迟。尻骨之下，则胯骨，胯骨弱则不能立。胯之下膝骨，膝骨弱则不能行。齿者骨之余，骨气不足，则齿生迟。发者血之余，肾之主血，血不足则发不生。治宜六味地黄丸加当归、杜仲、牛膝、川续断，滋补肝肾，养血填精。

典型医案：

案例1

一儿解颅，未一岁认字念书，父母甚爱之。予曰：此儿胎禀不足，肾虚颅解，真阳弱矣；聪慧早发，真阳泄矣，恐遗父母忧。未一岁而发搐死。(《幼科发挥·卷之上·胎疾》)

案例2

一儿四岁出痘，颈软头倾，不能自举。予谓其父曰：此儿胎禀不足，疮毒正发，壮火食气，亟补元气，使痘易发易靥，幸而保全，再补其阴，不然恐难出二八数也。乃大作调元汤连进之获安。(《幼科发挥·卷之上·胎疾》)

按语：上列两个医案皆为胎禀不足而致的胎弱病症。万密斋强调，此类疾病应从相应的脏腑分析治疗。案一患儿解颅，责之于肾精亏虚，应及时填精益髓，促其成长，却未加调补，过早学习耗伤精气，加重肾精亏虚，机体失养，终致死亡；案二患儿，正值出痘，却见"颈软头倾，不能自举"，此责之于肾气不足，急以调补元气，方选调元汤，以黄芪、人参大补元气，当归、麦冬养血滋阴，此为调后天脾胃以补益先天肾之不足，则气血充沛，使痘易发易靥，迅速痊愈。上述两案体现了万密斋对于胎弱的治疗思想，突出了肾精在胎弱发病、治疗甚至预后转归中的重要性。

（二）胎毒

小儿诸疮皆为胎毒。万密斋认为，胎毒多因婴儿在其母亲妊娠期间，其母亲平素情志不畅，饮食失调，气郁化火成毒。"胎毒者，精血中之火毒，即命门相火之毒。"如妄思生心火，恚怒生肝火，过悲生肺火，餍食生脾火，纵欲生肾火，再授受给胎儿，"男女交媾，精气凝结，毒亦附焉，此胎毒之原也"（《幼科发挥·卷之上·胎疾》）。

胎毒有胎寒、胎热、胎惊之异。胎寒者，多因母妊时多热病，服寒凉之药，令儿受之，加之生后受寒，症见面色青白，昏昏多睡，间或吮乳，或百日内忽见寒战、口冷、手卷曲不伸，腹痛，昼夜啼哭不止，宜服用温补之剂，当归散主之，以母乳调服；乳母宜服酿乳当归散，食后服，后捏去宿乳喂儿。胎热者，多因母妊时多食辛辣，或患热病失于清解，使儿受之。症见目闭面赤，眼胞浮肿，常以身努，呢呢作声，或时啼叫，或时惊烦，遍身壮热，小便黄，若不早治，则生丹瘤疮疖等，宜服用温补之剂，黄连、炙甘草各等分，为末，减半朱砂和匀，以蜜调制，每取豆大纳儿口中；乳母宜服酿乳赤芍散，食后服，后捏去宿乳喂儿。胎惊者，母娠时曾因惊悸，气传于子，子受之，生后频频发惊，此胎痫也，不可治，治之无功。如因有热发搐者，必先啼哭，亦名胎惊，用灯心汤下东垣安神丸，效。搐不止者，此真搐也，勿治。

万密斋指出，古人常于儿初生时以拭口法、黄连甘草朱蜜法等来解胎毒，后人用脐带合药，成育婴延龄解毒丹，李东垣治疗红丝瘤、朱丹溪治疗小便淋亦皆解毒之法。但所有这些治疗方法有失偏颇，于是他结合以上各法另立一方，名曰溯源解毒汤。方以丹溪三补丸，半生用、半酒炒，甘草半生半炙，各等分，为末，雪水丸，麻子大，朱砂、雄黄各二分之一，水飞为衣，淡豆豉汤下，于初生七天内服之较好。若天行痘疹，尤宜服。若发疮疡者，乳母也宜服溯源解毒汤。

1. 脑疳

脑疳，万密斋认为，脑疳分为两种：一是湿热火毒郁结头部，头部失养，症见头皮光急，发结如穗，满头饼疮，脑热如火，以行气活血、清热燥湿为主，辅以益气养血之法，方用：酒洗川芎、酒炒片芩、白芍、陈皮去白各半两，酒白术、酒洗当归各一两末，水煎，日服四五次，服后睡片时，乳母宜服溯源解毒汤；二是禀受父母热毒之气，藏于肾中，上熏于脑，症见头大渐红，头皮赤光，眼小，此儿难养。凡未周岁小儿，症见满头生疮结饼，痛痒并作，儿不能忍受，日夜啼哭，也属难养，可试服苦参丸，并用松皮散外敷。

2. 白秃

白秃，万密斋指出，白秃又名癞头，多因于父母之传，或兄弟姐妹相授，为遗毒之气。初期可治，宜服消风通圣散除大黄，另研，酒蒸，炒末，再酒拌晒干，每一钱，水煎热服。外用炭烧红，以长流水淬之，乘热炭擦头皮，以松皮散敷之。待皮毛光则不可治。

3. 丹瘤

丹瘤为胎毒中最严重者，即红丝瘤，又名龙缠火带，发处肿硬一块，色赤，手不可近，自头上起至心即死，自足下起至肾则死。此为火毒郁滞，不可用寒凉之品，郁遏气机，形成如腹胀、腹痛、喘、惊狂、抽搐等变证，治疗宜以万密斋家传针法、砭法，以除恶气、泻火毒，并内服通圣散，外用通圣散加金银花藤叶煎汤洗浴，此为水浴法，体现火郁发之之旨。

4. 疥癣

疥癣，干者可治，则以胡麻丸（胡麻仁、苦参、甘菊花、大力子、石菖蒲、何首乌、威灵仙、蔓荆子、乌梢蛇各等分）主之，乳母服溯源解毒丹；若溃烂无完肤者不可治。更不可用砒硫粉汞为药涂之，导致毒气乘虚入腹引发变证。

5. 痈毒

痈毒，多因小儿父母外感六淫及过食膏粱厚味，内郁湿热火毒，外受伤害感染毒邪，进而传之小儿，使之营血不和，经络阻塞，气血瘀滞，邪毒壅聚。痈毒不可轻用针法，防止伤儿筋骨。

6. 结核

结核，生于颈下或耳前后，不可误为瘰疬，若内服斑蝥，外用针火及烂药，则影响病情甚至导致小儿死亡，万密斋以家传消结神应丸（黄连、黄芩、山栀仁、贝母、昆布、海藻、桔梗各一钱五分，紫背天葵、玄参、连翘、瞿麦各二钱，薄荷叶一钱五分）治疗。

7. 肥疮

肥疮，为脓血积聚，久不愈，用熟皮灶上烟、胶松香共研，清油调敷。脚背生疮，痒痛不常，久不愈，俗称牛颈癣，用鸡子黄熬油搽。耳前后、鼻下、眉间生疮赤烂，用芦苷石、海螵蛸研末，入轻粉三之一，和匀敷。舌上生疮，此心脾二经有热，用柏连散搽（生黄柏、生地黄各等分，白槟榔减半研末搽）。

8. 满口舌生疮

满口舌生疮，乳食不得，宜洗心散（大黄、麻黄、白术、当归、芍药、荆芥穗、甘草、薄荷叶各等分）内服，并柏连散外敷。

9. 鹅口疮

满口生白雪疮，又名鹅口疮，用朱砂、白矾，研末涂口舌。

典型医案：

一儿五岁，每至春时，则遍身生脓疱疮，此胎毒也。予戒用搽药，恐粉、砒、硫之毒乘虚入腹，以胡麻服之而愈，更灸风池、血海、曲池、三里，自此不再发矣。（《幼科发挥·卷之上·心经主病·诸疮》）

按语：万密斋虽然强调诸疮皆为火毒所致，但并非所有的疮肿皆用苦寒之品以清热，有些热毒应给予疏导，如丹瘤，强调"火郁发之"；也并非所有的疮疖皆用外搽之药，如疥癣溃烂者，不可轻用搽药，防其入腹引发变证。万密斋强调，即使同类疾病，也应辨证治疗，并结合多法，如本案之灸法，以更适应病情需要。

（三）脐风

脐风是一种较危重的儿科疾病。万密斋认为，脐风多因分娩断脐时护理不当所致，"或剪脐带太短，或结缚不紧，致外风便于脐中；或用铁器断脐，为冷所侵；浴儿时，或牵动脐带，水入生疮，客风乘虚而入，内伤于肾，肾传肝，肝传心，心传脾，脾传肺，肺蕴蓄其毒，发为脐风之病"。（《育婴家秘·卷之二·脐风证治》）他指出，脐风的治疗重在预防，未病先防、已病防变，包括"治未病""治初病""治已病"。

"治未病"是指断脐、护脐时应注意方法、小心谨慎，避免客风侵入。他指出，初生儿当隔衣咬断脐，或以火燎断之，或以剪断之；脐断，应以软布裹之，待干自落，勿使水渍入；脐落后，应换抱裙，勿使尿湿浸及脐中。

"治初病"是指对"脐风"欲发之初的调治。如小儿出生旬日内，见小儿喷嚏多啼，此"脐风"欲发之候，急抱小儿于向光处，观察口中上颚，有泡如珠如米，或聚集，为病根；色白者为初起，黄者则久，急用银挖耳轻手刮出，煎干草薄荷汤拭洗，取桑白皮汁涂之。

"治已病"是指不知保护于未病之先，不知调护于初病之日，泡子落入腹中，变为撮口、噤风、锁肚三证，乳母可服用五苓散加当归、川芎、木通、木香（不煎，磨汁入药内），泽泻、茯苓养心安神，官桂、吴茱萸、当归伐肝脏寒邪之气，白术、茯苓去脾脏寒湿之气，木香、乳香、没药止腹中之痛，官桂、茯苓、泽泻、猪苓去肾中之湿，钩藤、官桂去风之搐，以人乳和之。若有痰者，本方加胆星末；口噤者，加白僵蚕末、人参末。

1. 撮口

撮口为脾胃之气绝于中，症见脐肿腹痛，啼哭不止，唇青口撮，痰涎壅塞，可服用雄黄解毒丸，加乳香、没药各五分，丸如黍米大，每服五丸，竹沥生姜汁送下；外用蕲艾炒熟、杵烂，护其脐，频换，使温暖之气不绝。

2. 噤口

噤口为心肺之气绝于上，症见牙关紧急，吮乳不得，啼声不出，可取猪乳汁一二匙与儿吞之，发搐者不治。

3. 锁肚

锁肚为肝肾之气绝于下，症见脐突青肿，肚腹胀大，青筋浮露，肠若雷鸣，大便涩不通者宜三黄解毒丸去其恶毒。

典型医案：

一儿生八日，喷嚏多啼，请予视。予曰：此脐风也。视其腭上果有泡，色变黄，乃取银挖耳刮去之。其父惨然，爱惜之心，见于行色，故去之未尽。有老妪闻之，急使婢女告其父，应急去之！其言迫切父益惧，自取银挖耳刮之不惜也。遣人告予，予回书云：旬日当发惊风。后果病，迎予治之……予曰：无伤！投以至圣保命丹而愈。(《幼科发挥·卷之上·脐风》)

按语：此案为脐风病的典型。针对此类病症，万密斋强调，预防更重要，包括未病先防与已病防变。此案患儿出生八日，见喷嚏多啼，此为脐风欲发之兆，其鄂上之泡为病根，应急去除干净，防止脐风发作，但因未及时、彻底去除，终致脐风发作。从脐风治疗之"治初病"发展到"治已病"，终以圣保命丹调治痊愈。此案突出了万密斋针对脐风病以治未病为主的学术思想，强调未病先防的重要性。

（四）变蒸

万密斋认为，变蒸只是小儿生长发育过程中因生理变化发热脉乱的一种自然现象，而非病也。"变者，变易也，谓儿之知觉运动以渐而发也；蒸者，蒸然发热也，形神变易之时，真阳发舒之象也。"（《育婴家秘·卷之二·变蒸证治》）"变蒸者，此小儿正病也。"（《片玉心书·卷之四·变蒸门》）

1. 变蒸时间

关于变蒸时间，他认为，其与形之强弱、气之清浊有关，并无定数，先贤所谓的"三十二日一小变、六十四日一大变，三百八十四日则形神俱全"，只是一个大概数字。如形壮气清者，其变常速；形弱气浊者，其变常迟。故在临床中不要墨守成规，针对小儿发热、变蒸还是它疾应认真分析，仔细甄别。

2. 变蒸主证

万密斋认为，变蒸轻则发热微汗，其状似伤寒；重则壮热，脉乱而数，或汗或烦，啼哭燥渴。可见无论轻重，总以发热为主。因变蒸之热，生于其中，发于其外，自有微汗而解，应顺势而为，以促进发汗。见昏睡不乳者，不须治，待其自退。且变蒸已足，则形神俱全。凡一变之后，则筋骨手足渐坚，知觉运动渐发，是成长的需要。有些小儿变后则形体渐长，知识渐增，反为无病之儿，故常不必治疗。有些禀赋强者，虽有此病，也不觉查，更不会影响正常的行为动作，也不用治疗。他指出，变蒸表里无邪，传统治疗用黑散子，以麻黄、杏仁发表，大黄攻里的方法是错误的，应予摒弃。

3. 变蒸兼证

万密斋指出，至于未至变蒸而发热，或变蒸后热不除者，可能另有它疾，当详细审查，调理母乳或根据相应疾病治疗。症见外感风寒者，宜发散，以惺惺散主之，也可用按摩法；症见内伤乳食者，宜消导，胃苓丸主之，轻症则节乳食即可；有被惊吓及客忤者，治宜安神丸和至圣保命丹。

此外，万密斋指出，变蒸兼证还应注意变蒸与相应疾病的发病时间。若变蒸后受病，则治疗应以治病为主，但不可损伤胃气，影响幼儿的饮食，导致下次变蒸不利。诸如咳嗽，则以甘草桔梗汤加阿胶调理；吐泻则以理中汤加藿香叶调理；惊风则以琥珀抱龙丸、泻青丸、导赤散调理。若受病后又变蒸者，则以养正补脾为主。因变蒸是机体成长过程中的正常现象，需要充沛的气血以促进此过程顺利完成，但它病用药之后，常会损伤胃气，故以养脾胃之气为主，化生气血，促进正常的变蒸，常用钱氏异功散，加对病之药如惺惺散，或四君子汤加苏叶、防风。

总之，万密斋强调，变蒸是婴幼成长过程中的一种正常现象，故变蒸应结合幼儿体质与发热情况，给予合理引导，不必误以为疾病而用药伤害胃气，影响幼儿正常发育；即使有其他疾病，也应结合分析是否在变蒸之时，或其先后，以选用是治病为主，还是调理脾胃、促进变蒸为主。

典型医案：

湖广按察司宪长，有子九月发热，恐是痘疹，差人来取全，往视之，非痘，是变蒸也。公曰：何以辨之？全曰：以日计之，有当变蒸之期；以证察之，亦无痘疹之症。公问：痘何证也？全曰：痘者，五脏之液毒也，故五脏各见一证。呵欠、惊悸，心也；项急、顿闷，肝也；咳嗽、喷嚏，肺也；吐泻、昏睡，脾也；耳尻皆凉，肾也。今公子无之，知非痘，乃变蒸，将退也。次日果安。(《幼科发挥·卷之上·变蒸》)

按语： 此案突出万密斋对于胎儿变蒸与痘疹的鉴别，两者皆可能见到发热，但万密斋认为，痘疹不是单纯的皮肤表面的出疹、结痂等表现，其为内在脏腑功能失调的反应，故痘疹之发热必然伴随相应的脏腑见证，而此案在发热之余并未有相应的脏腑病症，而符合小儿生长发育正常的周期，故此案胎儿之发热应为正常的变蒸，随着正常的成长则热退。

（五）肝病

万密斋认为，小儿肝经主病，或因本脏自病，或兼它脏发病，形成虚、实热引起肝功能失常，导致筋脉拘挛抽搐等症，其治疗核心在于清泄肝热，并给邪以出路。此热多为内热，只能通过通利大小便来泄热，在临证用药时应在清泄肝经之热（如用龙胆草、栀子等）基础上，根据相应病证选用通利大小便之品，而不局限于是否兼有大小便不利之症。他特别强调，肝无病不可妄加补泻，以免"泻则伐其生气，补则助其长也"。而钱乙从肝气有余立法，创泻青丸，然而小儿肝常有余，脾常不足，病发于肝，风木太旺，风木旺必克脾胃，当先实其土，后泻其木，勿用寒凉，致损中气。《素问·脏气法时论》云："肝苦急，以甘缓之，以酸泄之，以辛散之。"又云："脾欲缓，急食甘以缓之。"人参、黄芪、甘草之甘，可缓脾之急，为治风之圣药，又可补脾；芍药、桂枝，辛热之从，可建中。故万密斋指出，以辛甘之药，合而用之，火郁则发之，此治肝病之大略。肝属木，心属火，火资风势，风资火威，肝风甚则心火丛之，心主热，热甚则生风，故肝热、肝实宜泻青丸与导赤散合用，泻青丸泻肝之风，导赤散泻心之火。肝乃肾之子，虚则补其母，宜以六味地黄丸补之，肝寒以温胆汤及吴茱萸、生姜之类。

1. 抽搐

抽搐是以筋脉运行不利所致的病症。而筋脉运行不利，多因肝气机调畅失调，故其治疗方法以祛除相应病因，恢复肝气条达之性为主。肝气不畅，则常易郁而化火，热盛动风，加重病势，其用药常选苦寒之品，如龙胆草、黄芩、栀子等。而苦寒之品易伤脾胃，故万密斋强调，治疗中风拘挛抽搐之病，应注意保护小儿脾胃之气，疏肝与健脾并举。

（1）**抽搐主证** 肝主筋，筋主机关滑利。肝主风，实则目直视，哈欠，大叫哭，项急顿闷；虚则咬牙、呵欠等。万密斋遵循《内经》之旨，并根据前贤钱乙的学术观点指出，机体内外的运动失常，表现出筋脉拘挛的病理状态，皆应从肝论治，"诸风搐搦，牵引歪斜，皆肝之病"。临证时应分析引起筋脉拘挛原因，审因辨证、对证裁方。肝经热盛引起急惊搐搦者，以泻青丸为主，其中以山栀子、龙胆草清泄肝热，当归、川芎行气补血，大黄以泻代清，促进热邪从下而去。以上药各等分，蜜丸芡实大，每服半丸至一丸，煎竹叶汤，砂糖化下。肝肾阴虚、风热蕴结所致惊悸、搐搦躁扰患者，则以当归龙荟丸治疗。与上方比较，强调阴虚内热加风热蕴结，故仍然以当归养血，龙胆草、栀子、黄芩、青黛清泄肝热，同时加用黄连、黄柏、大黄清热，以木香行气，麝香芳香醒神。小儿胎禀不足证或肝疳、白膜遮睛等，则可用六味地黄丸治疗。

（2）**抽搐兼证** 肝功能失常引起筋脉拘挛，可能影响其他脏腑功能失常，使病情复杂。万密斋强调，在诊治肝病时，应在辨析肝病主证的基础上兼顾它证。

兼见心证，肝有风，则目连劄不搐，得心热则搐；肝有热，则目直视不搐，得心热则搐，泻肝用泻青丸，泻心则导赤散，清心火、利小便。

兼见脾证，轻则昏睡，不嗜饮食，当视其大便如何，若大便秘者，宜蜜导法，慎勿下之，恐伤脾气，反加重病情；大便润者，宜琥珀抱龙丸。（编者注：有邪热在清热的同时应给邪以出路，通利大小便，而脾胃为后天之本、气血生化之源，不可过度损伤，若兼见脾虚之证，如仍用苦寒之品通利大便，则会更加损伤脾气，故万密斋强调，兼见脾证要观察大便情况，大便不利则仅以蜜导法通之，以固护脾胃之气。他这种祛邪时给邪以出路，又兼顾整体，固护脾胃之气的肝病治疗思路与灵活辨证用药思想，非常值得我们借鉴。）

兼见肺证，喘急闷乱，痰涎壅塞，宜化痰平喘利水，通大小便，方选清宁散。该方主要以桑白皮、葶苈以泻肺平喘利水，栀子清泄肝火又可利水，结合茯苓、车前子利水渗湿，促进邪热从小便而去。全方肝肺同调，促进邪热从小便而去，临床若痰涎较盛，则该方中应再加用化痰之品。

兼见肾证，暴喑失音，手足强直，轻者用地黄丸调治，重则为废疾，不可治。

典型医案：

一儿痰壅而发搐，气促而喘，予用礞石滚痰丸，桑白皮煎汤，碾碎调服之，喘定痰下，搐亦止矣。（《幼科发挥·卷之上·肝经主病》）

按语：对于抽搐病症，万密斋强调，从肝论治，但也应整体分析，本案抽搐伴见痰壅气促而喘，故以礞石滚痰丸化痰，以去除引起抽搐的原因，同时强调宣肺利水，给邪以出路。

2. 急惊风

惊风，又称"惊厥"，俗名"抽风"。是小儿常见的一种急重病症，以临床出现抽搐、昏迷为主要症状。急惊风来势急迫，以高热伴抽风、昏迷为特征，因其变化迅速，甚至可威胁小儿生命。万密斋强调，急惊风主要因婴幼饮食起居失调所致，且常兼加它病，或它病失治后肝经郁热所致，故其治疗清泄肝热是根本，但也应注重预防，祛除原发病因，并根据兼加病证的主次先后治疗。外因致病，如初感风寒、湿温之气发热者，应迅速发散、和解此六淫之邪，以除热；若失治，则热甚而发搐，此为外因所致，致肝经有热，热扰心神，多以泻青丸、导赤散治疗。内因致病，如伤食发热者，宜以保和丸、三黄枳术丸等消导下之；若失治，则热甚发搐，当视其大小便，若大便不通，则先去宿食，用胆导法或木香槟榔丸；若大便润，则以辰砂五苓散、琥珀抱龙丸调治。不内外因致病，如受惊恐、客忤中恶后，致精神溃乱、气逆痰聚，引发搐搦，则宜先祛痰，以辰砂膏主之，行气祛痰，辅以安神；再以琥珀抱龙丸，安神化痰开窍。

（1）**脐风发搐**　脐风发搐者，难治。若初生月内，非脐风发搐者，名胎惊，方以至圣保命丹调治，或用全蝎一枚，薄荷叶包，炙为末，朱砂末三分，和匀，以猪乳调五粒许服；若常发者，为胎痫，不可治。

（2）**变蒸发搐**　变蒸时发搐者，以导赤散、泻青丸主之。

（3）**疮疹未出发搐**　疮疹未出发搐者，此为正邪抗争，病势有外出之兆，以导赤散煎调朱砂调治；若"疮疹"将尽而发者，此为毒气攻心，病势有内陷之势，难治。

（4）**疮疹未出发搐**　丹瘤未出发搐者，病势有外出之兆，名为惊丹，以大连翘饮调治；先发丹而后发搐者，难治。

（5）**虫疥浸淫疮入腹发搐**　虫疥浸淫疮入腹引发搐者，急以雄黄解毒丸、升麻煎汤服下。

（6）**咳嗽发搐**　咳嗽发搐者，以葶苈丸治疗，苏叶煎汤下，痰去咳止搐亦止；若久咳不止者，难治，或用小阿胶散调治；若发搐后咳者，此为风邪入肺，宜人参荆芥散再发。

（7）**泄痢发搐**　泄痢发搐者，若先发搐后泄痢，此因发搐之时用苦寒之药，已伤及胃气，泄痢不止，宜补涩之，用异功散调治；若先泻后发搐者，此为脾胃虚所致，属慢惊风，难治。

（8）**泄痢发搐**　疟疾发搐者，先以小柴胡汤加常山、槟榔、乌梅于疟疾发时服，以截疟，疟止搐亦止，发过后再以辰砂五苓散定搐；若发搐后变疟疾者，此为脾风，宜平疟养脾丸主之。

典型医案：

蕲水李中庵，吾婿也。一儿未周岁，因伤食发疟，间一日一发。在子丑时，疟发搐亦发也。发时咬牙呻唤，大便黄绿，努责而出，用口吮母口，得乳即止。疟后有汗，心下跳，腹中鸣，退后顶上有小热。其父母爱惜之心，疟退搐退则喜而称愈，疟搐俱发，则忧惧不胜，其母又不禁口，病未十日成疳矣。面色㿠白，囟陷发疏，儿渐羸瘦，请予治之。予曰：此儿先受暑湿，暑则为疟，湿则为痰，又伤饮食，助其暑湿之邪。暑则伤心，湿则伤脾，暑生热，湿生痰，脾土一衰，肝木随旺，疟曰食疟，疳曰食疳，当从虚治。且大哭手掣，皆肝胆之病。子时属胆，咬牙者心肝俱热也。肝木心火，子母病也。大叫哭者，肝病也，呻唤者，肾病也。肾水肝木，母以子病也。肝者厥阴风木也，心肾者，少阴君火也，水火相搏则内作搐，故大便努责而出。用口吮母者，此内热作渴也，儿口不能言，得乳自解。汗出者，初发之时，邪气拂郁，及其退而有汗，此真气外泄也。故治疟之法，无汗要有汗，散邪为主；有汗要无汗，养正为主。此儿汗泄于外，便泄于内，心下跳，腹中鸣，皆火盛证也。肝胆从火治，此其法也。退后顶热，儿顶山颠，亦厥阴肝经之脉也。予制一方两治之，于平疳止搐方中加治疳之药，补脾消疟方中加止搐之药，调理五日，疟搐俱止，儿亦渐肥，而疳瘦除矣。其附方如下。其平疳止搐加减于当归龙荟丸，用：归身、人参、炙甘草、柴胡、川芎各一钱，青皮、芦荟、木香各七分，胆草、栀子各五分，半夏大者三个，神曲糊丸，黍米大，每服二十五丸，寅、卯时竹叶汤下；治疟补脾，以加味参苓白术散，药用：人参、黄芪、归身、鳖甲、使君子、白芍药各一钱，炙甘草、青皮各八分，泽泻、木香、夜明砂、柴胡各五分，陈皮七分，共碾末，山药糊丸，粟米大，每服三十丸，巳戌时服，炒米汤下。乳母当服加味四物汤：当归、川芎、赤芍药、生地黄、柴胡、升麻、木通、黄芩、桔梗、麦门冬各五分，薄荷叶七分，灯草水煎服。（《幼科发挥·卷之上·肝经主病·急惊风证》）

按语：此案患儿疟、搐、疳诸症俱在，伴见出汗、发热，病情复杂，且患儿未满周岁，正气尚弱，祛邪会伤正气，养正又会敛邪，万密斋则在平疳止搐方中加治疳之药，于补脾消疳方中加止搐之药，根据患儿具体病情，动态调整疏肝与健脾的治法，终使患儿疳搐俱止，疳瘦皆除。此案突出了万密斋重视患儿之体质，整体动态治疗用药的学术特色。

万密斋只是罗列了一些典型疾病的治疗，示人以法，而在临床中有很多疾病皆可导致肝功能失常，引起急惊风。因为人体是以五脏为中心的整体，五脏之间在生理病理上都会相互影响，它脏有病常会累及于肝，且不止一种疾病和急惊风相兼发病，如其医案中"疳""疟"同惊风并见，故其治疗更应分清疾病的先后虚实，结合具体情况具体分析，体现辨证施治。如其在平疳止搐方时以神曲和丸，在补脾以治疟调疳时却以山药和丸，前方护脾胃以促消化，防苦寒太过伤及胃气，后方补脾以促进脾气恢复。

3. 慢惊风

慢惊风多出现于久病中虚，或大病之后，以抽风、形瘦、腹泻等为主要证候。急惊风证多因肝热所致，治疗常用苦寒之品，若太过则损伤脾胃，可见泄泻等症，泄泻久则加重脾胃虚损，脾土不足则肝木乘之，致遍身冷、口鼻亦冷，手足抽搐、昏睡露睛之慢惊风证，此为阳虚。万密斋强调，若遇以上该证，宜在其未发时以调元汤合小建中汤主之，若发时则无用。该方以人参、黄芪、甘草之甘可以缓肝之急，又可以补脾，且以小建中汤以和中缓急，治疗慢惊风。如有一儿脾胃素弱，一日病泻，以理中丸治之，泄未止，口内生疮，以为用前药助火，复以冷药治疗，儿身微热，睡则扬睛，求治于万密斋。他认为，此儿脾胃本虚，泻则愈虚；口中生疮者，脾虚热外浮；误服冷药，则中气益损；昏睡不乳，虚损之极；睡时扬睛，土弱肝旺。急以调元汤倍加人参，调理半月而愈。

4. 瘫痪

瘫痪为惊风后余证，多因血虚不能养筋所致。肝主风，肝主筋，风淫末疾，肝热则筋弛而长，长则软弱，手足伸而不能屈。肝寒则前缩而短，短则拘挛，手足屈而不能伸。其治疗宜地黄丸加当归、牛膝、川独活、肉桂为丸服之，切不可再加风药助燥。临证也可根据气血盛衰灵活加减。急惊风成瘫者，

5.天瘹

天瘹，又名天瘹惊风，多因内有痰热郁滞，外挟风邪所致，为风热所引起的诸症，属于足厥阴肝经病。临床症状为壮热惊悸，眼目翻腾，手足指掣，或啼或笑，喜怒无常，甚爪甲青紫，治宜疏风清热，祛痰熄风，方选钩藤散，以泻青丸中清泄肝热的龙胆草、栀子，养血行气的当归、川芎，加钩藤等熄风止痉。

6.痉病

痉病，多因中风或中湿后大汗所致，症见项发热腹痛，口噤头摇、瘛疭不语，项强背直，腰身反张，或目痛，或目赤，或目闭，或反目，或足温，或妄行，其脉沉弦而迟。痉病属足太阳膀胱经病变，症见项强似角弓反张，与天瘹相比则无抽搐。根据有汗、无汗分为柔痉、刚痉；柔痉宜桂枝葛根汤，刚痉宜麻黄葛根汤，或以人参败毒散治此二证兼有者。

7.内瘹

内瘹，多因寒气壅结所致，症见腹痛多啼，唇黑囊肿，佝偻反张，眼内有红筋斑血，治宜温散，木香丸主之。木香丸组成及用法：没药、茴香、木香、沉香、钩藤各等分，乳香、全蝎减半，为极细末，取蒜少许，研和匀为丸，如梧桐子大，每服二丸，钩藤汤下。先是内脏抽掣，极病狂叫，则泄泻缩脚，肠痛而啼。内瘹一过，外证抽掣又来，内外交攻，极难调理，须分内外用药治之。内瘹甚者，宜乳香膏主之。乳香膏组成及用法：乳香五分，沉香一钱，为极细末，蜜丸，如梧桐子大，每服二丸，钩藤煎汤下。钩藤汤组成及用法：钩藤、白茯苓各五分，天麻、防风、蝉蜕、羌活、独

活、青皮、朱砂（飞）、炙甘草各二分半，除朱砂另研，余为末，水煎，调朱砂末服。

天瘹、内瘹皆足厥阴肝经病，故两病皆有抽搐似惊。但天瘹在上，生于风热，治宜发散；内瘹在下，生于寒，治宜温散。且足厥阴肝经在上行于巅顶，故天瘹病有目上翻，背后仰；在内行于小腹，故内瘹病则小腹痛。

8. 盘肠

盘肠，多因腹部中寒，寒邪搏结肠间，寒凝气滞，经络不通，气血壅阻所致，也可因乳食积滞，壅滞肠间，气机受阻而痛，症见盘肠气痛，突发性腹部绞痛、曲腰、啼哭，额上有汗，属手太阳小肠经。寒气内行于小腹，故症见小腹痛，与内瘹相比，无抽搐之症，治宜金铃子散主之。

9. 客忤

客忤，多因小儿突然受外界异物、巨响，或陌生人的惊吓，而出现面色变异、口吐涎沫、喘息腹痛、肢体瘛疭、状如惊痫之症疾病，为客气忤犯主气之病。其治疗宜辟邪正气，散惊安神，以苏合香丸主之。中恶为客忤之重症，白虎为客忤之轻者。

（六）心病

心主惊，实则叫哭、发热、饮水而搐，皆由心热所致。万密斋指出，心为火脏，常苦缓散而不收，孙真人立生脉散，以五味子之散，收耗散之气，治儿心病者，可扩而充之。心为阳脏，属火主动，具有炎上之性，伤于暑，暑为阳热之邪，性开泄而能耗气伤津，令人脉虚汗泄。汗为心之液，汗出过多则引起心气亏虚，故心苦缓散。传统中医认为，酸性药味的收敛之性可发挥凝心神、固心气之功，《素问·藏气法时论》载："心苦缓，急食酸以收之。"

心主神志，心藏神，神志失常则惊悸不安。心虚则生寒，寒则阴气盛，阴盛则血脉虚少而易惊，梦寐飞飏，精神离散；心实则生热，热则阳气盛，阳盛则卫气不行，荣气不通，遂令热毒滞留，心神烦乱不安。故心病以惊为主，热扰心神是其主要病机，其治疗多以泻心火为主，并辅以安神之法。实则以导赤散、泻心汤为主；虚则困卧、悸动不安，皆由虚火妄动所致，多选钱氏安神丸结合东垣安神丸治疗，以养心阴之麦冬、生地、山药，补心血之当归，泻心火之黄连，安神之朱砂等组方，除虚火，养心阴，安心神。而实火或虚火形成的热邪扰动心神的诸多疾病，万密斋强调，无论虚实，其治疗多以泻心火为主，结合祛除形成火的原因，并辅以安神之法。

人体是以五脏为中心的整体，五脏之间在生理病理上相互影响，心病常会影响它脏，出现诸多兼证。如兼见肝证，则发热而搐，宜木通散主之；兼见脾证，则嗜卧，梦中咬牙，多惊，宜钱氏安神丸；兼见肺证，则发热作搐而喘，宜清宁散主之；兼见肾证，为惊痫，发则忽然卧仆，咬牙抽搐，手足逆冷，发过即醒，精神恍惚，治宜定志丸。针对它脏兼证，万密斋强调，仍以养心清心安神为主，再结合它脏病症，予以相应调整。

1. 癫痫

癫痫，有受惊变痫者、惊久变痫者，发则忽然卧仆，咬牙搐搦，手足逆冷，发过即醒，精神恍惚。

受惊变痫者，万密斋指出，盖心藏神，惊则伤神；肾藏志，恐则伤志。小儿神志怯弱，有所惊恐，则神志失守而成痫。"一小病后成痫，予制一方，天水散六两九钱碾为细末，均分作三剂：一剂入真青黛五钱，碾匀，名清魂散，寅卯时煎竹叶汤调服一钱，以平肝火；一剂入朱砂末（水飞）五钱，名安神散，已午时煎灯草汤调服，以镇其神；一剂入真轻粉二钱研匀，名定魂散，申酉时煎淡姜汤服，以去其痰。"（《幼科发挥·卷之上·心经主病·兼症》）

惊久变痫者，万密斋指出，此为心病，盖由惊风既平后，父母玩忽，不以为虑，使急痰停聚，迷其心窍。或一月一发，或半年一发，或一年一发，发过如常。若久则不可治，近则可治，宜服神断痫丸。神断痫丸组成及用法：黄连五钱，白茯神、石菖蒲各三钱，胆星、珍珠、铁花粉（编者注：铁花出煅铁炉中，细如尘，色紫质轻者佳，气味平、微湿）各一钱，朱砂三钱，甘遂五分。如一儿三岁，病惊风后，未服豁痰安神药，自后成痫。每发时，面色青黑，两目连劄，口如爵物，涎出于口。当欲发时，即以手探其口中，以吐其涎，如此调理，至七岁不再发作。

2. 出汗

汗为心之液，阳气蒸腾阴液则为汗，心有热则蒸腾津液，故见多汗。万密斋认为，小儿出汗常见有头汗、自汗、盗汗三种，而头汗为清阳发越之象，不必治。自汗，可见昼夜出汗不止，为气血俱热、营卫亏虚之象，治宜当归六黄汤。黄芪以补其卫气，当归、生地以补其营血，黄芩、黄连、黄柏以泻其血气之火，用浮小麦为引，入肺以泻其皮毛之热。盗汗，其病在心、肾，梦中自出，醒则干，治宜当归六黄汤合止汗散。止汗散即以败蒲扇，烧存性，碾末，入煎药内，以假物象形之理。出汗是心热所致，但汗为心液，多出则伤害机体，故其治疗不仅仅是清热，也应益气养阴，以固护津液。

3. 发热

小儿病则多热，热易扰神志，出现神志不清等症，且热甚易动风，故小儿发热应引起重视。虽然各经病变都有可能发热，但是就小儿而言，则以心、肝两脏有热为重，其他脏腑发热，最终也会因波及于心而影响神志失常，成为危重之症。其他脏腑有热将在相应的章节阐述，在此仅叙及心经有热的病变。

心热者，目中赤，视其睡，口中气温，喜合面睡，或仰面睡，掐头咬牙，或热不退，甚则发惊。因热邪最终将影响及心神失常，尤其是小儿，病情传变较快，故有关其治疗，万密斋在继承前贤，尤其钱乙学术思想基础上，更注重辨证论治，强调结合脏腑分清热之虚实、表里。如针对钱乙"有潮热发搐似惊者"之论，万密斋指出："盖热则生风，诸热不退，皆能发搐，不特潮热也"，且人身之气，昼则行于阳，故昼则发热，夜则明了者，此热在气分，宜小柴胡汤合白虎汤主之；夜则行于阴，故夜发热，昼则明了，此热在血分，宜四物合桂枝汤主之；如昼夜发热，此气血俱虚，则分表里虚实治疗；如日晡潮热，乃胃中有宿食，宜下，用小承气汤等治疗。

（1）**表热** 表热，多因伤风寒所致，儿喜人怀抱，畏缩恶风寒，不欲露头面，面有惨色，不渴，清便自调。其治疗以发散为主，结合具体伤风、伤寒的程度，以及患儿的体质等情况灵活调整，选用惺惺散、败毒散、升阳散火汤、十神汤等。

（2）**里热** 里热，多因热毒壅盛于里所致，儿喜露顶面而卧，扬手掷足，揭衣去被，渴饮冷水（儿小不能言者则吃乳不休），小便赤，大便秘，其治疗以解利为主，并根据病变的具体脏腑，分别选用凉惊丸、三黄丸、四顺清凉饮、凉膈散、钱氏抱龙丸、牛黄凉膈丸、黄芩汤等给予因势利导的调整。如肺热为主，宜宣降肺气，并通过利水法，给邪以出路，如加用桑白皮等，方多用黄芩汤。如表里俱热，则选用通圣散、柴苓汤、人参白虎汤。

（3）**虚热** 虚热，多在大病之后，或温热，或潮热，或渴，或不渴，大小便如常，宜补，方选竹叶汤（针对气阴两虚发热）、调元汤（气虚发热）、地骨皮散（阴虚发热）。

（4）**实热** 实热者，面赤腮燥，鼻干焦，喜就冷，或合面卧，或仰面卧，露出手足，掀去衣被，大渴饮水，大小便秘，宜泻之。方选神芎丸，大金花丸。大便不通者，用胆导法。

典型医案：

案例1

一儿发热，至日晡尤甚，其医作疟治，不效。又作潮热治，亦无效。予曰：此胃虚有宿食也。谓疟疾则寒热，有发有止；谓潮热，则发有时，如水之潮过即退，次日依时复发。此儿身尝温热，至申酉时则甚，故知是宿食发热也……潮热者，实也，宜下之。以三化丸下之愈。(《幼科发挥·卷之上·心经主病》)

按语： 发热是小儿常见病症，但因引起发热的原因很多，而治疗迥异，故对其诊断尤为重要。本案患儿发热，既未见寒热时发时止，又未见发作有时、次日复发，而以申酉时为甚，故排除因疟或潮热所致，责之于脾胃尚虚，腐熟运化无力，宿食停滞，壅而发热，故以枳实（麸炒）、厚朴（姜汁炒）、大黄各等分，急下宿食，并注意顾护患儿脾胃之气。虽用下法，却炮制得当，如枳实麸炒，而厚朴姜汁炒，使峻下而不伤正。此案再次体现了万密斋在儿科疾病临证时诊断准确，以及处处照顾小儿脾胃之气的学术思想。

案例2

一儿生下，便有目赤口疮之症。自是头常热，山根青筋横截，幼疾甚多。予曰：此胎热也，其治在肝。小儿者纯阳之体，头者诸阳之会，肝为乙木旺于春，乃少阳生发之气。经云：春气者病在头，故头常热也；肝之色青，故青筋浮露也。肝常有余，不治恐发惊风，乃用泻青丸去大黄加黄芩，为末，炼蜜为丸服之。自此头凉，青筋泯没。亦少病矣。(《幼科发挥·卷之上·心经主病》)

按语： 此案结合小儿体质特点，从整体出发，认为患儿头常发热、青筋浮露，责之于肝经火旺，故以泻青丸清泻肝火，去大黄防其泻下太过，损伤脾胃之气，而加黄芩以增强泻肝火之功，并以丸药缓服，祛邪而不伤正。

（七）脾胃病

脾胃为机体气血生化之源。机体通过脾气升清、胃气降浊，以化生气血、输送津液至全身，且津液的运行也需要气的推动，故脾胃功能核心在于化生津液、运行津液。脾胃有病则不能为机体提供气血，故脾胃病则以气血失常为主要病机，脾胃病必与津液运行失常有关，或气机阻滞，或浊邪堆积。

万密斋指出，胃受谷，脾消谷，饱则伤胃、饥则伤脾，热则伤胃、寒则伤脾。脾喜温而恶寒，胃喜清凉而恶热，喜恶不同，难拘于一法。故脾胃病立法应四气具备，五味调和，阴阳相济、勿失中和。四气者，寒、热、温、凉。五味者，酸、苦、甘、辛、咸。辛甘温热为阳，酸苦咸寒为阴，气味合而服之，谓之阴阳相济，得其中和之法。如偶热则伤胃，偏寒则伤脾，非中道。因此，他在临床实践中依据寒热、虚实提出了调治脾胃的不同方剂，诸如：

脾热宜泻黄散；胃热宜人参白虎汤；脾胃寒宜理中汤；脾胃虚宜异功散、调元汤、人参白术散、养脾丸；伤食宜清积丸、保和丸；宿食成积宜枳朴大黄丸；湿胜宜胃苓丸；欲成疳宜肥儿丸；已成疳宜集圣丸。其中异功散温中和气，治疗吐泻不思饮食，方用四君子汤加陈皮；调元汤为补脾胃、扶元气之圣方，可益脾土、泻火邪、补元气，由黄芪、当归、炙甘草组成；小建中汤治疗中气虚损致腹中冷痛；肥儿丸治小儿脾胃素弱，食少而瘦，或气强壮，偶因伤食或大病后羸瘦，方药用四君子汤加山药、莲肉、当归、陈皮、青皮、木香、砂仁、使君子、神曲、炙甘草、桔梗等，全方在补益脾气基础上，加用补血、行气、消食之品，使全方补而不滞，泻而不伤正，适合脾胃虚弱小儿常服。他特别强调，钱氏益黄散，其性偏热，其法太简，有失偏颇，治疗脾胃寒湿太过则可，却不可以其补脾胃之虚。

脾主困。脾病则见困倦等症，故脾主困，实证则因于浊邪阻滞导致气血郁滞，症见日晡身热、口渴等，治疗以祛除浊邪、发散郁滞为主，方选泻黄散、三黄丸，其中泻黄散针对脾热弄舌之症；虚证则因中气不足导致气血亏虚，症见吐泻等，治宜以补脾和中益气为主，方选益黄散、异功散、小建中汤、调元汤、肥儿丸。

脾胃为后天之本，脾胃功能失常则影响其他脏腑功能发挥，故常有其他兼证。诸如兼肝证，可见初伤风吐泻，恶风发热，烦急顿闷，应发散，以惺惺散治疗。该方以四君子汤加桔梗、细辛、瓜蒌根、防风，发散风寒、益气健脾。兼见心证，症见发热昏睡，梦魇惊悸，以东垣安神丸治疗，重用黄连清心火、甘草益气健脾，辅以生地养阴清热、当归补血；渴饮水者，用辰砂五苓散。兼见肺证，发热昏睡，气促而喘，宜葶苈丸治疗，万密斋运用该方时去掉黑牵牛，加用炒萝卜子、苏子，以增强健脾消食、宣肺平喘之功。兼见肾证，羸瘦痿弱，嗜卧不起，宜脾肾兼补，补肾用地黄丸，补脾用养脾丸。养脾丸是万密斋家传补脾圣方，常用治疗小儿脾常不足。方以四君子汤加白芍、黄芪、陈皮、当归、山药、莲肉、神曲、肉桂，以荷叶水煮粳米糊丸，如麻子大，用米饮下。全方气血并补，同时行气、消食并用使全方补而不滞。

1. 肿

肿，又称浮肿，指体内水湿积聚所致的局部或全身肿胀，有实肿和虚肿之分。因受风雨水湿之气而肿者，多为实肿；因小儿咳嗽、疟疾、疮疡等病后肿者多为虚肿。

万密斋遵循经旨，认为肿的治疗应根据肿的部位，以脾胃为中心，从上中下三焦，通过化湿、燥湿、健脾除湿等方法，恢复脾气运化，促进水湿浊邪的运行，使其中有用的津液为机体所用，无用的津液则通过利小便或发汗排出体外。在利水的同时，给邪以出路，祛除水湿浊邪，切不可轻用、滥用利水之峻品如牵牛、葶苈之属。利水太过则损伤正气，反致水肿不消，更加重病情。同时，他指出，治疗肿应尽早，使其消灭于初期，若肿久不消，则应根据不同症状，对症施治。

万密斋在《内经》"面肿曰风，足肿曰水"基础上，强调面先肿者，因于风，病位在肺，治宜发散，以开鬼门发汗，方选参苏饮合五皮汤。足先肿者，因于水，病位在肾，治宜渗利，以洁净府利小便，方选五皮散加防己、槟榔。一身皆肿者，因湿邪迷漫于机体，治宜上下分消，以去其湿，方选胃苓丸煎五皮汤。

水肿初期，无论虚实，皆用胃苓丸合五皮汤治疗。胃苓丸即平胃散合五苓散和方，该方从中焦以果仁化湿，以苍术、厚朴、陈皮燥湿，以白术健脾利湿；从下焦以茯苓、泽泻等利湿。如此，使水湿之邪得化、得消、得利，是小儿水肿的常用方。使用时以米汤送下，且于每日午时，用五加皮煎汤，其中生姜皮从上焦宣散水气。抱儿于房内无风处洗浴，浴罢上床，令儿睡觉，以薄被盖之，得微汗则佳。若肿久不消，但能食者，宜利水，用商陆胃苓丸治疗；不能食者，只以补脾为主，脾健则水去而肿消，以参苓平胃散加藿香叶、紫苏叶、木香、砂仁为丸服用；又见肾虚者，以安肾丸治疗。若遍身俱黄且肿者，此为黄肿，宜胃苓丸加茵陈服之。若喘重又肿者，宜消肿，用葶苈丸治疗。

典型医案：

一儿病肿，有庸医假专门之名，不守家传之法，尝称得异人之术，用牵牛、葶苈为治肿方之神药，作散服之，元气大陷，肚大坐不得卧，阴囊肿大，茎长而卷。予见之叹曰：脾土已败，肝木独旺，乃贼邪也，不可治矣。果死。(《幼科发挥·卷之下·肿》)

按语：此案体现万密斋对于小儿肿症的认识。他强调，水肿之病应慎用葶苈、牵牛等利水峻品，以防损伤正气。此案患儿因用葶苈、牵牛，致大伤元气，损伤脾土，延误病情。

2.胀

胀，是以腹部胀满为主证的疾病，多为气机阻滞所致。胀有虚胀和实胀之分。小儿多以虚胀为主，但实胀也是脾胃功能失常的一种重要疾病。在《内经》针对胀病应结合脉证，李东垣、钱乙等针对胀病应从虚论治的基础上，万密斋强调，胀病虽分虚实，但无论虚实都应慎攻，注意固护脾胃之气，以恢复脾升胃降之职，促进气机调畅，津液布散。胀病，尤其是实胀，虽为气机阻滞导致，但因脾不升清、胃不降浊，导致津液运行阻滞而成浊邪堆积所致，故其治疗仍以胃苓丸为主。

（1）**实胀** 实胀，多因食积、痞块等物停留于胃肠，阻滞中焦气机，使脾不升清、胃不降浊，出现胀满之症，按之则坚，治宜消导，不可单纯祛邪，仅攻邪则更伤正气，终成不可治之症，多以胃苓丸治疗。同时也应结合具体病因予以相应调理。若因热所致，则可见口干饮水，神识不清，甚谵妄等，应急以祛邪，以三黄丸、河间凉膈散，但应以胆导法，免伤胃气。若因有宿食，可见恶食吞酸，腹中时痛，治宜三黄枳术丸、木香槟榔丸。若因伤食，可见腹胀或痛，吞酸恶食，大便不利，治宜胃苓丸合保和丸，重者用木香承气丸。

（2）**虚胀** 虚胀，多因吐泻、疟疾、痢疾等发病后，脾胃久伤，中焦气机不畅所致。外虽胀但其中无物，按之濡软，不可攻，治宜温补。方选钱氏加减异功散，做丸服。该方在异功散基础上加用青皮、木香、枳实、厚朴、黄连、丁香、藿香叶等，以神曲糊丸服用，益气健脾，又有行气消胀之功。

典型医案：

一儿因伤食腹痛胀，医用药下之愈。又伤食腹胀，医再下之。予闻之曰：非其治也，误杀此儿。果半年而死。或问曰：何料神也？曰：有食饱伤胃而胀，法宜消导之，不可攻下也。有脾虚不能消食，食饱则胀者，此宜补脾，以助其传化可也，岂可下乎？此儿初胀，是食饱伤脾也，不行消导，乃下之，误矣。后又腹胀，则脾虚之病也，再三下之，不大误乎？屡下屡胀，故令郎腹大无纹，脐突背平而死。虽医之误，不听吾言，父母之过也。(《幼科发挥·卷之下·胀病》)

按语：此案体现万密斋对于小儿胀病的认识，强调对于食后饱胀应结合发病时间与损伤病位予以治疗。胀病初期，多因胃腐熟不及，应以消导之品调理疏通，慎用攻下，否则，损伤脾胃，延误病情，至胀病久，则因于脾失运化，宜以益气健脾之品助其运化转输，更应慎用攻下，防止病情恶化。

3. 腹痛

腹痛为临床常见病证之一，是指胃脘以下、耻骨毛际以上的部位发生疼痛为症状的病证，以脏腑气机不利，脏腑失养，经脉气血阻滞，不通则痛为基本病机。万密斋认为，小儿腹痛主要因食积、虫积所致。

虫积腹痛多因小儿食伤成积，积而成蛔虫等停滞体内。症见发作无时，随痛随止，发则面色㿠白，口吐涎沫，腹中痛做疙瘩，脉洪大，目直视似病。万密斋认为，其治疗宜下，前人多用木香槟榔丸，苦楝根白皮煎汤送服，而他以雄黄解毒丸，体弱小儿则用安虫丸渐去之。万密斋还提出，欲取虫，可在农历每月初七或初八日前取，此时虫头向上，易取出；若在十五以后则虫头向下，难取。

典型医案：

本县户房吏阎姓者，麻城人也。子有虫痛，黄瘦，腹中时痛，口馋，如有肉食则痛不发，一日无肉则痛发也。请先翁治之，翁命予往。见其子甚弱，不敢下，乃思一计，只用苦楝根皮，放肉汁中煮食之，单服三日，下虫如蝌蚪者一盆，色黄黑，后以养脾丸调理而安。(《幼科发挥·卷之

下·腹痛》)

按语：虽是体内有虫引发腹痛，但形成虫的原因仍在于脾胃运化失职，津液不能布散濡养机体，却堆积体内形成虫积。故治疗时驱虫是治标之法，而调理脾胃促进津液运行才是根本。如该医案中虫去之后，仍以养脾丸调理。

4. 积痛

积痛，是指因食物滞留体内而引发的病痛。万密斋认为，小儿腹痛以食积引起为主，而食积之痛，多以寒邪凝滞为主。虽然积痛仍为腹痛，但是其治疗应分部位、病性，结合各部位特点，在上则引而越之，在下则利而导之。同时，治疗积痛也应分虚实，并以调理脾胃之气为根本。

饮食物入胃，则因寒邪凝滞不可运化转输，使谷肉之物停留肠胃，随其所在之处而作痛。在胃中，则仍为原饮食物，当心而痛，宜吐，即高者越之，以瓜蒂散治疗；在肠中，仍是糟粕，其痛在心下，脐之上，宜辛温之药下之，用丁香脾积丸治疗；在大肠中，其痛在脐下，宜苦寒之药下之，用木香槟榔丸治疗。

典型医案：

王小亭一日胃脘当心而痛，请予治之，七日不止。予以手摸其胸腹，问在何处，惟心之下手不可近。予曰：吾差矣，何怪其药之不效也。凡腹痛手可按者，虚痛也；手不可按者，实痛也。实痛非疾则痰，故手不可按也。乃立一方，以枳实导滞丸、控涎丹二方内择取枳实、黄连、半夏各二钱，木香、黑牵牛（头末）、白芥子（炒）、甘草等分，捣罗为末，用生姜自然汁和神曲作丸，麻子大。以沉香、木香、槟榔磨水下，或姜汤亦可。初服二十一丸，少顷痛移下中脘；又服七丸，至脐下；又服五丸，利下清水而止，乃知是脾痛也。复作枳术丸加青皮、陈皮、砂仁、神曲、麦芽、山楂，调理而安。(《幼科发挥·卷之下·积痛》)

按语：此案强调小儿腹痛应分清虚实。实痛误为虚痛，致壅滞留邪，加重病情。如案中"惟心之下手不可近"。而小儿腹痛实证，多责之于饮食积滞或痰浊内蕴，故应以枳实导滞丸与控涎丹消食化痰，积消痛减。但万密斋仍强调，此虽为实证，而小儿脾胃娇嫩，应以丸药缓服，使积滞从心下到中脘，再到脐下，后从大便缓缓而下；同时后期应以枳术丸顾护脾胃之气。

5. 吐泻

吐泻，是指呕吐、泄泻。万密斋强调，吐泻之病，病位在脾胃，是脾不升清、胃不降浊所致。《幼科发挥·卷之下·吐泻》云："故胃气逆而为上，则为呕吐；脾气逆而为下，则为泄泻，吐泻之病，脾胃为之总司也。"故促进脾胃气机通畅，恢复津液正常运行应是其治疗核心，仍以胃苓丸为主治疗。吐甚则加煨生姜汤，泄甚则加一粒丹（寒水石二两，白矾一两）以米汤送服。

若他病影响及脾胃功能，致津液运行失常而见吐泻者，则结合具体病症治疗。诸如，伤食所致，可见吐泻时不啼哭，不喜乳食，初得之不可遽止，宿食未尽去，则应换乳食，不可重伤，多以益黄散治疗。有热者则以胃苓丸入水煎汤服；不止，则以胃苓丸合一粒丹服用。如伤风寒者，可见吐泻时恶风寒，喜人怀抱，此宜发散，用惺惺散治疗。如霍乱所致者，吐泻时啼哭，其身俯仰不安，必有腹痛，此内伤饮食、外伤风寒引起。应先治其里，以理中汤加藿香；后治其表，以桂枝汤或藿香正气散，表里同治。

典型医案：

案例 1

一儿暴吐泻，上下所出皆乳不化，用理中丸服之效。(《幼科发挥·卷之下·吐泻》)

案例 2

一儿暴吐泻，上下所吐皆黄水，中有乳片，用二陈汤加黄连、姜汁炒，煎服效。（《幼科发挥·卷之下·吐泻》）

按语： 吐泻皆为中焦脾胃升清降浊失常，使津液不濡养机体，反以呕吐物、泄泻等形式表现出来。故其治疗关键在于，分析引起脾胃功能失常的原因，审因施治，以促进脾胃功能恢复，使清气布散机体，浊气排出体外。同一种疾病，却有完全不同的治法，如医案一、二，此为同病异治，审因论治。

6. 呕吐

呕吐，是指胃内容物，甚至胆汁、肠液通过食道反流到口腔，并吐出的反射性动作。万密斋认为，小儿之呕吐多因于乳食所伤。若小儿呕不止，乃肝胆二经之病，可用吴茱萸、黄连各等分，用墙上土一块，捣碎，同药炒焦，入水煎，澄清服用。万密斋强调，小儿呕吐的治疗，应当分清原因，小儿父母还应有正确的抚养喂儿方法。无论是治疗用药，还是用药后的调理，都应以促进胃气恢复为主。且吐止后不可立即乳儿，也不可立即饮水，需使其忍耐一时，可自止。即重在恢复脾胃运化之功，以布散津液，解除饥渴。否则，吐止后遽用乳、水，则胃气还未恢复，可能导致再呕吐。

（1）**呕乳** 呕乳，初生儿大呕而出，无它症，此因小儿胃小，纳入不多，多则溢出。乳母应勿纵儿，不可令儿太饱即可。

（2）**溢乳** 溢乳，小儿初生，筋骨弱，前俯后仰，左倾右侧，需人怀抱扶持，若乳后太饱，儿身不正，必溢出两三口。针对此情况，不可乳儿太饱，并注意抱正幼儿。

（3）**唲乳** 唲乳，小儿乳常流出，口角唇边常见，也称吐露，为胃虚，宜补，方以理中汤加藿香、木瓜治疗。因于热所致，食入即吐，其乳成片，理中汤加黄连、竹茹；因于寒者，食久即吐，其乳不化，理中汤加藿香、砂仁；因于食积，吐出馊酸气味，恶食，宜养脾消积丸，吐止后，胃苓丸调理；因于虫，吐多清水，腹痛多啼，宜理中汤加木香槟榔丸治疗；呕吐药食不得入，此胃有寒，阴盛格阳，宜理中汤加童便、猪胆汁治疗。

典型医案：

英山郑孔韶一女，辛丑三月患呕吐。请予往，视其证，乃伤食吐乳也。家人云：无。乃用理中汤去甘草加丁香、藿香不效，又作胆汁童便法，亦不效。四日后吐出饭半碗。予谓家人曰：此女数日不食，何以有此完饭也？吾言伤食。汝固曰无，劳吾心力，不得见效。遂取脾积丸授之，取下恶粪如靛。询之，果五日前外翁王宅归。所吐出之饭，即所食之饭也。壅塞肠胃，格拒饮食，所以作吐，下之即愈。(《幼科发挥·卷之下·呕吐》)

按语：此案强调小儿病史多来源于家人代述，有时可能不太全面，应综合分析。小儿呕吐多因饮食过多所致，但案中家人却认为小儿近期无伤食，误以为虚寒所致，以理中丸服后无效，后以脾积丸取效。

7. 泄泻

泄泻，是以大便次数增多，粪质稀薄，甚至泻出如水样为临床特征的一种脾胃肠病证。万密斋认为："泄者，谓水谷之物泄出也；泻者，为肠胃之气下陷也。"即泄泻为脾胃气机失常，津液运行不利的结果。故其治疗的关键是促进脾胃运化、津液运行以除湿。

泄泻治疗方法虽然很多，但是在临床中应结合小儿体质、所处时令等多法联合，辨明病因、病位，确定病性，明确治疗思路，审因裁方。万密斋指出，初用理中丸温补中焦；不止，次用五苓散分利；不止，三用白术散多起效；但又不止，用参苓白术散调理，有效；再不止，用参苓白术散二分，豆蔻一分。但病无常法，具体问题应具体对待。

①根据泄泻性质予以治疗　泄泻按病性分为寒泻、热泻、积泻。寒泻者不渴，宜理中丸治疗；热泻者有渴，宜五苓散合六一散治疗；积泻者面

黄，所下酸臭，宜丁香脾积丸治疗，积不去则泻不止。

②根据泄泻病位予以治疗　针对《难经》五泄说，万密斋认为，其中有关大肠泄、小肠泄、大瘕泻较明了，但脾泻与肾泻则难分辨。古人针对肾泄，以破故纸补肾，吴茱萸补肝；李东垣针对脾虚泄泻用补中益气汤，若下重者认为肾泄，在补中益气汤中加当归、红花。但万密斋则结合脾、肾的特点，强调此二者虽皆为虚证，但治脾泻，表现为水谷注下成黄糜，治宜参苓白术散；治肾泄，用六味地黄丸加破故纸，效果较好。同时又分为胃泻、大肠泄、小肠泄。胃泻，多为水谷注下而不分，所下皆为完谷，是胃虚寒所致，宜理中丸治疗。小肠泄，水谷已成糟粕而非完谷。且小肠为受盛之腑，对水谷还需进行泌清别浊，此功能失常则易致过多水分停留而成泄泻，故其治疗应分别水谷，宜五苓散治疗，使水谷分利则泄泻止。大肠泄，水谷已变化尽，但不能结聚，所下皆酸臭，宜《伤寒论》中禹余粮汤合陈文中痘疹方中肉豆蔻丸，以涩去滑。

③根据泄泻病因予以治疗　泄泻按病因可分为：风湿泻，泻时发热恶寒，水谷不分，又称飧泄，因于脾胃虚寒又感受风邪，治疗宜小建中汤加防风；寒湿泻，泻时腹痛，或吐或不吐，所泄多为完谷不化，宜理中汤治疗，温中散寒。湿热泻，泻时有腹痛或不痛，所下亦有完谷，有成糟粕者，宜《伤寒论》中猪苓汤治疗，清热利水；湿泻，泻时水谷混下，小便少而大便多，溏泻无度者，此为久湿，宜五苓散化气利水；食积成湿泻，泻时腹痛肠鸣，恶食，所下为酸臭之物，此因宿食停滞于中，阻滞脾胃运化，使津液停而成水湿浊邪，应下之，治宜丁香脾积丸。

④根据泄泻发病季节予以治疗　春月见泻，又见发热而渴，小便短少，是脾虚又伤风所致，治疗宜先清热后补脾，清热宜清暑薷苓汤，补脾宜白术散。夏月见泻，渴欲饮水，为热泻，先服玉露散，清暑止渴，后以白术散补脾；若不渴，为寒泻，先服理中丸，温中补脾，后服五苓散利水。秋

月泻，此为伤湿泻，症见体重，所下溏粪，治宜渗湿、健脾、利小便，宜胃苓汤治疗。冬月见泻，此为伤寒泻，症见腹痛，所下清水，宜温，治宜理中丸或理中汤加熟附子少许，仍不止，再用豆蔻丸治疗。

万密斋强调，以上诸法用后，泻仍不止者，多因脾胃已衰，不能运化药物，以治疗相应病证。此时，只以补脾为主，脾胃健则药效才可发挥，以白术散补脾。不如此，则恐成慢惊风，即脾虚则吐泻生风。泻不止又发热者，此津液不足，为虚热，不可用寒凉药，反耗津液，以白术散治疗。久泻后大渴者，不可立即给以汤水，水入则渴更甚，病更重，宜生脾胃之津液，白术散调理以恢复脾胃之气。

典型医案：

湖广右布政孙小姐，五月病泻，至七月犹未止。诸医治之皆不效，差人召余。余往至，见其大渴，乃知津液不足也。不止其渴，泻亦不止，热亦不除也。公问余曰：数日可安？曰：三日止渴，五日止泻，十日热退，计十八日可安。公曰：病久矣，一月而安幸也。乃进白术散作大剂以代汤，须臾饮尽。予见其渴甚，再加天花粉二剂，其夜渴止，泄亦微止。次日又进一剂，渴泻俱止。三日热亦渐退。四日公又问余曰：小姐病未安，奈何？余告曰：初来时曾许三日止渴，五日止泻，十日退热，今日来五日，渴泻俱止，热亦渐退。耕当问农，织当问女，小姐贵体，余以身任之，唯足下宽量数日可也。公称谢，再用白术散减干葛，加陈皮，调治半月而安。（《幼科发挥·卷之下·泄泻》）

按语：此案体现万密斋对于小儿泄泻的认识，患儿久病泄泻，伴见大渴，一派津液不足之象，但却不能单纯用滋阴之法，而应促进脾胃运化，化生津液，布散津液，则渴止泻停。方选白术散益气健脾，酌加天花粉生津止渴。

8. 痢疾

痢疾，是以痢下赤白脓血，腹痛，里急后重为临床特征的病证。万密斋认为，痢疾多缘于食积久后形成湿热阻滞于肠胃。其治疗应从积论治，初则以去除积滞为主，后则益气健脾为主，但总以调理脾胃为核心，并结合具体的脉象、兼证给以相应的加减治疗。

如痢久多伤津液，故常见口渴、血虚等津亏之象，津液的布散因于脾胃，其治疗多以益气健脾为主，加用相应生津、养血之品，如干葛、阿胶、乌梅等；痢久气血亏虚，肾精不足难以濡养筋骨，可见鹤膝风等，应从肾论治，以地黄丸为主治疗。初病痢，症见腹中急痛，大便窘迫，小便赤涩，身热饮水，其治宜急下，去其积滞，其痢自止，轻者三黄枳术丸，重者木香槟榔丸。此时邪气未动，正气未伤，故宜下。若吐泻之后病痢者，则其积已去，不可再下，宜以补为主。若见腹痛、里急后重，为余邪未尽，宜去积止痢，去积以保和丸，止痢以香连丸。

万密斋强调，治疗痢疾还应从以下几方面予以分析，确定其性质。

①痢疾之赤白　有些医家认为，赤痢为热、白痢为寒，万密斋则遵刘完素《原病式》之论，认为痢疾因积而成，无论赤白皆为湿热。若初痢下鲜血，乃风热之毒，治宜剪红丸（以荆芥穗疏风止血，槐角子、侧柏叶涩肠止血，黄连清热，枳壳行气，当归养血）；若痢下瘀血，或如豆汁，此为湿气下血，治宜胃风汤。

②痢疾治疗中行气、养血法的使用　虽然刘河间强调行气则后重除，养血则痢止。但儿科治痢则不用此法，万密斋认为，痢疾皆因积热停留所致，故治法应以去积为先，积不去则气不行，去积即行其气，则里急后重除；热则伤血，痢久则伤血，去热止泻，即所以养其血。此与"行气养血"法虽不同，但其意则同。

③依据痢疾与泄泻之间的转化来判断疾病的进退　结合朱丹溪"先泻

后变痢者，脾传肾，难治；先痢后变泻者，肾传脾，易治"学说，万密斋强调，脾主湿，湿盛则泻，泄泻多为脾之病，泻久不止，变成痢疾，见里急后重，为肾病，后重为胃气下陷，脓血为肠垢下溜，则真气败而谷气绝，故难治；痢久不止，忽变成泻，不里急后重者，湿热之毒除，便无脓血者，积滞之秽尽，则肠胃通而水谷行。

④脉象的判断　有医家认为痢疾身静脉凉者生，身热脉躁者死。但万密斋认为，痢疾应结合具体的发病阶段予以治疗。若初病时，邪气盛，则身热脉躁者多，可急下之，邪去脉自衰，身自凉。若久病而见身热脉躁，则不可治。若久痢之后，脉静身凉，此正气已虚之脉，但身宜温不可太凉，脉宜静不可太弱。

⑤痢疾之诸多兼证　痢疾渴者，以七味白术散去干葛，加炒干姜、黄连、阿胶、乌梅治疗；见噤口者，以参苓白术散加石菖蒲，米汤送服；见脱肛者，气血虚，以加减八珍丸（八珍汤去川芎、白术，加黄连、阿胶、木香）治疗；久不止者，为休息痢，用万氏家传和中丸；痢下赤白青黑者，为野鸡痢，用阿胶梅连丸治疗，方以阿胶、乌梅收敛止血，赤芍药、当归养血活血，黄连、黄柏清热燥湿，茯苓利水渗湿；兼见两膝肿大者，为鹤膝风，病在肾，以加味地黄丸治疗，方以地黄丸加牛膝、虎骨。

典型医案：

本县祝道士长子，七岁，病痢，半年不愈，求予治之。予与一方，用人参、白术、茯苓、甘草、陈皮、山药、黄芪、桔梗、木香、黄连、诃子肉、豆蔻、车前子、干姜（炒）、泽泻、神曲、当归、麦芽、白芍，为末，水面丸，米饮下，一月安。（《幼科发挥·卷之下·痢疾》）

按语：此案再次体现了万密斋重视调理小儿脾胃的思想。痢疾多以实邪为主，但本案患儿病痢半年之久，以脾胃失和为主，故万密斋以和中丸调治。方以人参、白术、茯苓、甘草、陈皮、山药、黄芪益气健脾，当归、白芍、木香行气养血，泽泻、车前子利湿止泻，神曲、麦芽消食和胃。

9. 疟疾

疟疾是因感受疟邪，正邪交争所致，以寒战、壮热、头痛、汗出、休作有时为主要临床特征的一类传染性疾病。疟疾之病，始而哈欠、继而足冷，面色青黄，身体拘急，战栗鼓颔、腰脊俱痛，寒热往来，头痛而渴，但欲饮水，呕恶烦满，不欲饮食。《内经》有五脏疟、六经疟之病名。

时医认为，疟疾是因脾寒所致，万密斋则认为，疟疾总因小儿脾胃虚弱，六淫之邪乘虚而入，或饮食所伤，它病久后重伤脾胃，或见异物，分为风、寒、暑、湿、食、鬼、痨七疟，总以平疟养脾丸治疗。方以六君子汤合平胃散，益气健脾、燥湿和胃，并加草果、常山等截疟，猪苓、泽泻等渗湿，给邪出路。其治疗可分为三个阶段：

①初期　无论风寒暑湿之邪，总以香苏散治疗，酌加常山、乌梅、槟榔，于发日五更时服用，得吐为善。因吐也有发散之义，可以防止不再发。有因饮食不化，积而成痰，痰变为疟者，宜平胃散，加常山、乌梅、槟榔，临发日五更服，或吐或下，痰积悉除，不再发作。有不内外因，如客忤中恶，梦寐颠倒成疟者，此邪疟，治宜四圣丸（穿山甲、常山、乌梅、槟榔）。以上方法为疟疾发于昼者的治疗，此时邪在阳分易治。但若疟发于夜间，不可截之，宜桂枝汤加当归、生地黄、桃仁，使血中之邪发散则病退。若病仍不退者，必须提至阳分，后才可截疟，升提宜柴胡四物汤加升麻、葛根，截疟宜柴胡汤加常山、槟榔、乌梅。

②中期　邪气渐强，正气渐衰，宜以养正祛邪和解为主，以柴芩汤和解，服三剂后加常山、乌梅以祛邪。同时应分别寒热，若热多寒少，则柴胡白虎汤，两剂后，间截疟药一剂，用常山、知母、草果、槟榔各一钱；若寒多热少，宜柴胡桂枝汤，两剂后，加截疟药一剂，药用常山钱半，丁香五分，乌梅一个。以上截疟药各用酒浸一晚，于发日五更服。

③后期　邪久不退，为老疟，邪气未尽、正气已衰，专以养正为主，使正气复、邪气自尽，方以十全大补汤加陈皮、半夏、柴胡。若食少去地黄加神曲；成疳者，以集圣丸益气健脾治疗；浮肿以胃苓丸健脾和胃利水；兼见泄痢并作，以柴胡汤和解扶正祛邪，槟榔、乌梅截疟、治痢，五苓散化气利水，并给邪出路；见腹中或左或右有块，此为疟母，以十全大补汤加青皮、神曲、鳖甲，或用消癖丸，以三棱等破血祛瘀，陈皮等行气，海藻等软坚散结，半夏等化痰，神曲等健脾消食。

典型医案：

一儿久疟成癖，因癖生热，或三五日发，发则十余日不止。常在申酉时，但不寒颤，又微恶寒即发热，热亦不甚，发过不渴，不头痛。予用消癖丸、平疟养脾丸相兼服之，半年而愈。(《幼科发挥·卷之下·疟》)

按语：此案对于疟的治疗，体现了万密斋对于此类疾病的整体、动态性分析，对于疟的治疗以平疟养脾丸为主，但久疟伴见癖积，并引发相应病症，故其治疗在除疟的同时，兼顾调整癖积之症，以消癖丸、平疟养脾丸相兼服用。

10. 疳

疳，是一种脾胃虚损，运化失健，气液耗伤而形成的一种小儿慢性病，为儿科之重病。历代医家认为疳有五脏之不同，万密斋则认为，其实质皆是脾胃疾病。虽然在其之前有关疳证的论述很多，但比较杂乱，至钱乙将其分为肥、瘦、冷、热四证，并认为肥热疳多为实证，而瘦冷疳多为虚证。万密斋认为，疳证以虚证为多。此多因小儿饮食失常所致，太饱则伤胃，太少则伤脾。肥热疳，为食多太饱之病，治宜肥儿丸；瘦冷疳，为食少太饥之病，治宜集圣丸。

典型医案：

王闲一子周岁，因食猪肉受伤，肢体瘦削，使人求药。予问其详，乃食积疳，似有余。取脾积丸五粒与之，教以猪肉汤吞下，果下一块，如小指头大、涎沫夹裹，其子顿安。(《幼科发挥·卷之下·疳》)

按语：现代人生活水平提高，孩子的温饱已不成问题，但却有很多的或太瘦或太胖的孩子，此多因饮食失常所致，久之恐成疳证，亦应引起重视。此案为当代父母抚养小儿提供了启示，即抚养小儿时要注意方法，喂养得当，切勿过饱。

11. 疸

疸，即黄疸，是因饱食失节，饥饱不匀，湿热、食滞阻遏中焦所引起的病证。小儿黄疸因于大病之后，见身皮面目皆黄；或出生百日及半年，不因病遍身微黄，此为胃热。尤其是前者多因于湿热食积发黄，以茵陈胃苓丸治疗，和胃除湿退黄。临床也应根据具体病证调理用药。因人以脾胃为本，且小儿脾常不足，尤当调理。

典型医案：

一义子十五岁病疸，面目俱黄。予问之，对曰：伤食起，腹中大热又痛。乃立一方，用黄柏、栀子等分，大黄减半，以退其热；猪苓、泽泻、茯苓、苍术等分，以去其湿；枳实、厚朴、神曲以去其食积；茵陈蒿倍用，以去其黄。共为细末，酒糊丸，车前子煎汤下。三日后，吐去黄水二碗许，胸中不热。又二日泄三行，腹中不痛。十日以后，小便渐清，黄亦减矣。(《幼科发挥·卷之下·肿》)

按语：此案虽为黄疸病案，但因于伤食，故放脾胃病相关章节。该案体现了万密斋对于黄疸的辨证论治。黄疸病症多从肝胆论治，而此案患者虽一身俱黄，却因伤食而起，湿热内蕴为主，故其治疗以清热、除湿、消食、退黄相结合，并注重通利大小便，给邪以出路，药选如大黄、猪苓、泽泻、茯苓等。

（八）肺病

肺司呼吸，调畅全身气机。气机不畅则症见喘促、咳嗽，故肺病以气机失常为主要病机。肺病亦分实证和虚证，实证则见闷乱、喘促、好饮水，治宜泻白散，以桑白皮、地骨皮清泄肺热；虚证则见长出气等，宜用阿胶散、生脉散和甘桔汤治疗，以阿胶、麦冬、五味子等养肺阴，桔梗等开宣肺气，甘草补益脾气、培土生金。肺病，无论虚实总是以气机失常，导致肺失其宣发肃降之性，影响及通调水道失常，形成痰浊堆积于肺，加重气机逆乱之势，引起咳嗽、咯痰或喘嗽等为核心，故其治疗大法在于祛除引发疾病的原因（如感受风寒之邪、饮食所伤、它脏累及等），或通过祛除病邪以恢复肺调畅气机之功，或通过补益气血以促进其功能的恢复，补气益血、化痰止咳、宣降肺气。

因肺病也常累及它脏，出现相应的兼加病证。兼见肝证，多因中风得之，症见鼻流清涕，恶风喘嗽，治宜发散，以加减参苏饮治疗。在此，万密斋把外风完全归结于肝，可能有失偏颇，如果只强调风寒，仅从风寒束表，肺失宣发而言，则以桂枝汤加一些宣肺止咳之品可能更好。若见有筋脉拘挛之症，如项背不舒等，则可从肝论治。兼见心证，因于心火盛，症见发热饮水，喘嗽闷乱，治宜凉膈散加知母、石膏，以泻心肺之热。兼见脾证，因于伤乳食而喘嗽，且呕吐，宜葶苈丸、小陷胸汤加大黄，以清热化痰宣肺，并通过通利大小便以祛邪。

1. 喘嗽

喘嗽，多因宣发肃降失常所致。万密斋认为，引起喘嗽的主要因素有：

①感受风寒　肺主皮毛，寒邪束表，肺失宣发，症见恶寒，鼻流清涕，或鼻塞咳嗽，治宜发散，用万氏家传五拗汤，以麻黄散寒，桔梗、杏仁宣降肺气，紫苏助麻黄散寒，助桔梗、杏仁宣降肺气，桑白皮利水以通调水道、开宣肺气。若发散不退，渴欲饮水，为寒邪入里化热，热扰于肺，以

泻白散清泄肺热。若入里，肺气益虚，而成虚嗽，则润肺和发散结合治疗，治宜人参润肺散。感受风寒见喘，治宜五虎汤发散，方以三拗汤加细辛；素有喘疾，遇寒而发，初发则勿治，以苏陈九宝汤治疗，方以麻黄、桂枝疏风散寒，苏子、杏仁、大腹皮宣肺平喘。若大病、危病后见喘，则为危候；若腹胀而喘，以苏子降气汤调理。

②乳食所伤，积而成痰，阻滞于肺，失其宣降　若初伤乳，如小儿啼哭未定，乳强入口，胃气受伤必呛出，则肺气不和，发为痰嗽，宜顺气和胃，治宜大安丸，保和丸加桔梗开宣肺气，加白术益气健脾；久之，致脾肺俱虚，成虚嗽，治宜加减三奇汤，以四君子汤益气健脾，培土生金，半夏、枳实化痰，苏子、陈皮、桔梗、青皮行气，茯苓、桑白皮化痰利水以祛邪，神曲以消食。此类病证，化痰行气是关键，万密斋常以陈皮、枳壳以理肺中之气；以半夏、茯苓以化脾中之痰。

2. 喘咳

肺病则喘咳。万密斋认为，痰咳是因脾不升清、荣卫不畅所致，故治痰咳重在理气化痰。

《幼科发挥·卷之下·肺脏主病》云："凡咳嗽有痰有气，痰出于脾，气出于肝，皆饮食之所化，脾总司之也。饮食入胃，脾为传化，水谷之精气为荣，悍气为卫，周流一身，昼夜不息，虚则不能运化精悍之气以成荣卫。其糟粕之清者为饮，浊者为痰，留于胸中，滞于咽嗌，其气相搏，浮涩作痒，呀介作声，而发为咳嗽也。故治痰咳，先化其痰，欲化其痰者，先理其气。陈皮、枳壳以理肺中之气，半夏、茯苓以理脾中之痰，此治咳之大略也。若夫虚则补之阿胶散，实则泻之葶苈丸、祖传玉液丸。"

万密斋指出，钱氏立方，肺实者以泻白散、葶苈丸；虚者以阿胶散，其法太简，故他针对不同症状、不同病因的肺病提出了不同的治疗方药，诸如因于寒者，麻黄汤为主；因于热者，以泻白散。肺热在胸者，以东垣凉膈散；渴饮水者，人参白虎汤；咽喉痛者，甘桔牛蒡子汤；咳有痰者，玉液丸；肺虚甚者，调元汤。肺乃肺之子，虚则补其母。或加以生脉散，其法始备

3. 百日咳

百日咳，初生至百日内咳，痰多者，治宜玉液丸；肺虚者，以阿胶散治疗。此为胎嗽，多难治。

4. 久咳

久咳不止浮肿，此为肺气逆，以五皮汤加苏叶，宣肺利水。久咳不止，咳血，此为肺损，以养肺阴为主。久咳不止，见龟胸，难治，可以万氏家传葶苈丸调理，方以葶苈丸去防己、牵牛，加苏子、陈皮。咳止则预后好，又见抽搐则预后差。

典型医案：

一女，素有喘病，发则多痰，予用补肾地黄丸服之。或怪而问曰：喘者，肺腑也。今补肾何也？予曰：肺主气，肾则纳而藏之。痰涎者，肾之津液所生也，哮喘吐涎，乃气不归元，津液无所受也。果服此丸而安。(《幼科发挥·卷之下·肺经主病》)

按语：喘而多痰，多从肺论治，但素有喘病，则多责之于肾，肾主纳气，肾气不固则喘；肾气虚津液难以蒸腾，则凝而成痰，故以补肾地黄丸调理而安。

（九）肾病

万密斋认为，肾病主虚无实，诸虚不足，胎禀怯弱者皆为肾之本病，治以六味地黄丸。小儿肾病多为难治疾病。

五脏病后致肾虚者，仍用地黄丸随证加减：兼肝证，见惊风及手足搐，宜地黄丸加牛膝、当归、续断各二两，肉桂一两，以滋补肝肾，活血舒筋；兼心证，见惊风及失音不语，以地黄丸加石菖蒲、柏子仁、远志，交通心

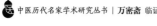

肾，化痰开窍安神；兼脾证，吐泻又变痢疾，宜地黄丸加黄连、黄柏、干姜、车前子、肉豆蔻，滋肾温脾，燥湿止痢；兼肺证，咳嗽痰中有血，宜地黄丸加天门冬、麦门冬、知母、黄柏、阿胶，补肾润肺，燥湿止咳。

1. 脊疳

脊疳，症见小儿干瘦，脊如锯齿，肋骨高起，拍之有声，宜集圣丸加龙胆草、栀子、黄柏治疗。

2. 走马疳

走马疳，齿根黑烂，有臭味，出血，以橡斗散治疗，即以橡子壳，入盐填满，火烧，研末搽牙。

3. 肾怯

小儿大病后失音，此为肾怯，以地黄丸加石菖蒲。

4. 后重

小儿大便难，后重，此为肾虚血不足，以地黄丸加当归、火麻仁。

（十）目病

中医理论认为瞳仁属肾，黑珠属肝，白珠属肺，两角属心，上下胞属脾。钱乙则以五色与五脏的相关性探讨目病，如色赤者心热，则以导赤散治疗；淡红者心虚热，则以生犀散治疗；青者肝热，则以泻青丸治疗等。万密斋继承发展了前贤的观点，虽认同目与五脏的关系，但他特别重视目与肝肾的关系。他认为，肝肾与目关系尤为重要，目为肝之窍，而瞳仁为肾所主，肝肾之气实，则精彩光明；气衰，则昏愦晕眩。乌轮赤，晕痛，泪浆流，此为肝热；眼生清泪，粘睑遮睛，为肝虚；瞳仁散大，色淡白偏斜，此肾虚；瞳仁焦小，或带微黄，为肾热。同时心为神之舍，又为肾之主；心主血，目得血而能视；心主热，目因热而昏瞆，故应以四物汤补血、地黄丸滋阴清热，以补肾水、制心火，养肝血。在临床实践中，万密斋常根据目形色的改变、生异物或视力异常等情况进行分类治疗。

1. 目赤肿痛

目赤肿痛，万密斋指出，引发此病的原因有三：

①天行时气，风热袭眼　症见目暴赤肿痛，昼夜啼哭不止，此病初期，勿服寒凉之药，否则，不能愈疾，又会损伤脾胃之气，影响小儿的饮食，故应以辛甘发散之品发散火郁之毒，而此火毒因于感受时气，如风热之邪，郁积于眼，阻滞眼部气血津液运行，形成瘀血、痰湿阻滞于眼，进一步加重郁火。因此，该病治疗常以九仙散疏散风热，行气活血，化痰除湿，方以柴胡、薄荷、麻黄、荆芥穗疏散风热、赤芍、川芎行气活血、清热凉血，苍术、旋覆花除湿化痰。外用金沙散、黄连膏点洗。

金沙散由净黄连一两，硼砂、寒水石、大黄各二钱，海螵蛸、铜青各一钱，玄明粉二钱半，全蝎去毒，七枚，麝香少许组成，烂弦加轻粉五分，末，每服一至五分，凉水化，去渣，无时频洗，效。忌酒晕。

黄连膏，用净黄连半斤，苦参四两，秦皮二两，杏仁四十九粒，冬月制，取雪水四碗，煎二碗，放净瓷器内，又以水煎，取一碗放前汁内，又以水一碗，煎取半碗，用净取汁，与前汁和一处，取净铜铫子入汁在内，慢火熬，以桑条不住手搅，勿令沉底，勿动灰尘，入汁中务宜仔细。待熬至一碗，再入马牙硝半两，同煎至半碗，取起以纸盖定。再制过炉甘石（末）二两，硼砂（末）半两，乳香、没药（末）各一钱，胆矾（末）三钱，海螵蛸（末）二钱，和匀，入膏中取起，摊冷待干，以乳汁磨，点之效。

②尘埃入目，揩摩成肿　啼哭不止，并作痛，可用油烟、金墨、新汲水磨浓，入玄明粉五分，如无，以马牙硝代之，和匀为膏，蘸点眼中，以瘥为度，忌热物。

③脏腑积热　症见两目赤肿，以泻肝火为主，并加清热明目之品，以泻青丸加蝉蜕、白蒺藜、蔓荆子、荆芥穗、柴胡、黄连、车前子、甘草，

以生蜜水调细服之，外用金沙散、黄连膏点洗。

2. 目生翳膜

万密斋强调，目生翳膜切记不可用点药，并指出引发此病的原因有二：

①肝肾俱虚，眼生翳膜，或肝疳白膜遮睛，治以地黄丸加五味子、人参、当归、川芎、黄连、芦荟，蜜丸服用。

②痘疹之后，毒气入目生翳膜，治以白菊花、绿豆、谷精草等分，每二钱加干柿饼一枚，粟米泔汁一碗，慢火煎干去渣，于食后临卧，只吃柿肉，一日三枚。如儿不能服者，将煮过柿饼，母嚼烂喂之。

3. 眼闭不开

初生儿眼闭不开，万密斋指出，引发此病的原因有二：

①产母食热毒物所致，以胆草少许，蘸洗眼上，一日七次；或用黄连磨乳点之，乳母宜服生地黄汤；或以本方为细末，灯心汤调少许，搽儿口中。

②儿初生，洗眼不净，秽汁浸渍于眼目中不能开，宜真金散，方以净黄连、黄柏、当归、赤芍、杏仁组成，上药切，以乳汁浸一宿，晒，为极细末，以生地汁调，点眼中自开。

4. 烂弦

烂弦，万密斋指出，此病因于儿初生时未清洗干净或脾有湿热所致，症见眼睑赤烂，用净黄连、苍术、防风等分为末，蜜水调服；外用绿豆、炉甘石、海螵蛸、胆矾、轻粉、雄黄各五分，用黄连乳汁浸，清汁调药，以鹅羽蘸药搽上，一日三五次，以瘥为度。

5. 疳眼

疳眼，万密斋指出，此病因于肝经热盛，上扰于眼，症见眼赤肿，目生眵泪，烂弦痛痒，揉擦昏暗雀目，甚至目和不开，治宜疏散肝经风热，以天麻丸治疗，方以天麻、青黛、黄连、胆草、防风、蝉蜕等组成，以猪胆汁浸膏糊丸，麻子大，每十丸，薄荷汤下。若疳眼赤烂者，可用苦参、蔓荆子、防风、龙胆草、玄参等分，猪胆汁糊丸，麻子大，以清茶服下。若疳眼生瘴者，以瓜蒌根、甘草、赤芍、草决明等分，每五分，蜜汤调服。

6. 目下胞肿

目下胞肿，万密斋指出，此为有水气，必待作肿，宜五苓散加车前子以利水。

7. 视物异常

视物异常，万密斋指出，目直视者为肝有热；目连劄为目辟，因肝有风，皆可以服泻青丸。视物异常恶候：儿有大病未愈，观其目或直视，或斜视不转睛者，或闭目不开者，或开目不合者，或哭无泪，或不哭泪自出者，有目胞肿者，有目陷者，有目中见物而畏怕者，皆恶候。

（十一）鼻病

鼻为肺之窍，为清气出入之道路，司内外呼吸以内外贯通行营卫，濡养五脏六腑。若外感风寒，内伤元气，伤乳食，则清浊不分，诸症叠起。万密斋遵循前贤理论，在长期临证治疗中探索总结了一套小儿鼻病的治疗方法。

1. 鼻衄

鼻衄，万密斋认为，此病多因脏腑积热，乘于气血，热气逼血妄行，自鼻孔出，谓之衄血，治宜清热凉血止血，方以东垣凉膈散加生地、阿胶、黄连、茅花治疗；胸中郁热，血不止者，宜服鸡苏丸治疗。

鸡苏丸，治鼻热，胸中郁热，衄血不止。其组成与用法：鸡苏叶（编者注，即薄荷叶）八分，蒲黄（炒）一两，麦冬二钱，炒阿胶一钱，甘草七分半，人参、黄芪各五分，木香、柴胡、生地黄各一钱，炼蜜丸，如小豆大，每一丸，食后，茅花汤下。该方以鸡苏叶、木香、柴胡行气宽胸，蒲黄、阿胶、生地凉血止血，人参、黄芪、麦冬、甘草益气养阴。

鼻衄亦可用以下急救之法：山栀和壳烧存性，油发灰研匀吹入鼻；槐花半生半熟，为末，吹鼻；人中白成块者，烧去秽气，为末，入油发灰、麝少许，吹入鼻；生萝卜捣汁，或生藕汁，仰头滴入鼻中；或血妄行，取汁饮之，效；用大蒜煨香研烂，涂脚底，鼻中有蒜气，即去之。用上方法不止，以白纸一张，作八格，冷水湿纸，放头顶中，以熨斗熨至一重或二重纸干立止。此数方救急之要法。

2. 鼻流清涕

鼻流清涕，万密斋认为，此病病因有三：

①外伤风　症见喷嚏流清涕，以东垣凉膈散加防风、荆芥穗治疗。

②脑热　症见鼻流浊涕不止，名曰鼻渊，以凉膈散加羌活、川芎、白芷以清热活血，宣通鼻窍。

③胃中食积　症见热痰流注，宜消食化痰、宣通鼻窍，方以南星、半夏化痰，藁本、白芷、辛夷、荆芥宣通鼻窍，黄芩清热，并外以辛夷膏贴囟门，以少许搽鼻中。

3. 鼻塞

鼻塞，万密斋认为，此病病因有二：

①伤寒　寒则伤肺，肺气不利则塞，宜御寒汤治疗，方以款冬花化痰平喘，陈皮、升麻、羌活化痰除湿，黄芪、人参益气健脾培土生金，鼻塞久后郁而化热，以黄连、黄柏清热燥湿；若冷气久不散，浓涕结聚，使鼻不闻香臭，则为齆鼻，宜万全膏治疗，方以羌活、川芎、细辛、麻黄、木通等辛散宣通之品为主组成，以灯心汤化下，或用一丸，绵包塞鼻中。

②乳母鼻气　若新产儿或初生十日、一月之内，忽然鼻塞，因吮乳不能呼吸者，多因乳母睡时不知所忌，报儿身侧，鼻口中气出吹着儿，冷气自囟而入，成鼻塞，以香附、川芎、荆芥穗，并宜贴囟法及塞鼻法。

贴囟法（一名通散），炒香附、川芎、荆芥穗、炒僵蚕、细辛、荷叶、牙皂，用末，生葱白捣膏，以帛盛之，夜贴囟上。

塞鼻法，治齆鼻，瓜蒂、明矾、细辛各一分，雄黄五分，麝香少许，末，以雄犬胆汁和丸，绵包塞鼻中。

4. 鼻疳

鼻疳，万密斋认为，此为肺疳，症见鼻下两旁赤痒疮湿，其疮不痛，汁所流处，随即生疮，以清肺饮治疗，方以当归、生地、天冬养血滋阴，苏叶、桔梗、前胡宣肺，桑白皮化痰宣肺，连翘清热解毒疗疮。

5. 其他鼻病

其他鼻病，万密斋指出，鼻干者，肺热，用凉膈散加桑白皮（蜜水炒）、木通。大病鼻干黑燥者，火克金也；鼻昂气喘者，肺绝。小儿山根青者多病，年上赤者，有血光病。小儿脑疳，鼻痒头发作穗，面黄肌瘦，用鲫鱼胆滴鼻中，连三五日效。

（十二）头病

1. 囟填

囟填，症见囟门肿起，骨高突。万密斋结合内经理论指出其病因病机主要为寒邪束表，腠理闭塞，寒热不得出。

症见囟门肿起，以手摸之，其肿坚实，治宜发散为主，方选升阳散火汤；如摸之其肿虚浮，此为积热在里，熏蒸于上，治宜清泄火毒为主，常以酒制神曲丸为主治疗，方中大黄、黄芩、黄连泄热从大便而去，以滑石、牵牛利水以泄热，川芎、薄荷行气活血以助泄热。

2. 囟陷

万密斋指出，囟陷症见囟门下陷成坑，包括两种病证：

①大病之后，津液不足，元气下陷成坑，宜大补元气，以调元汤加升麻主之。

②小儿脾胃素弱，饮食减少，肉去皮薄，囟门露现，宜服肥儿丸、参

苓白术散，补益脾胃，则能饮食，肌肉自平，囟则不露。

　　小儿后枕陷者，前医认为此为虚极重症，万密斋认为，此非病，乃父母之过，因为初生儿，头骨未合，当用绿豆做枕，常与移动，勿使只枕一边，否则头骨不正。而枕骨陷下者，则为儿卧日久所致。

3. 头痛

　　万密斋指出，因伤风寒导致小儿头痛，用细根子黄芩（半生半熟）三钱半，炙甘草钱半，羌活、藁本各一钱，柴胡七钱，川芎五钱或五分、一钱，以茶汤调成膏抹儿口中，少用白汤下。

4. 头摇

　　万密斋指出，头摇或头战皆因肝经热盛，筋脉拘挛所致，治宜泻青丸加全蝎。

5. 头生胞疮

　　万密斋指出，头生胞疮者，初因皮破成疮，脓水不干，头毛粘结，内生虱，痒则抓之，年久不愈，有成癞头。当先去其虱，用石菖蒲煎汤洗之，其虱尽死，待干用水银、腻粉二味放碗中，以指研匀，入津调湿，指蘸药，搽疮上四畔及发内，虱尽去。方用秋牛皮窑口烟胶（不拘多少）、松香研末，入轻粉少许、雄黄少许，熬热，上油，调涂患处。头生软节者，年久不愈，用紫金丹涂之效。

6. 头发异常

　　万密斋指出，发为血之余，发之多寡，归于血之盛衰。小儿发久不生，为肾虚所致，宜地黄丸；儿大病后，其发成穗，或稀少，乃津液不足，为疳痨之症，宜集圣散。

（十三）面病

1. 面浮肿

　　万密斋指出，面浮肿，多因受风之后，津液运行失常，停滞于面而成肿，治宜利水消肿为主，辅以祛风之品，方以五皮汤加防风、苏叶为主。

2.头面红肿

万密斋指出，头面红肿，多因于风热之邪壅盛于面部，治宜清热泻火之法，方以通圣散去大黄，另用酒蒸入药，同末，酒拌湿晒干，如此三拌三晒，淡竹沥调，细细服之，连进三五次，立止。或以忍冬藤煎汤洗之。

3.面蜡黄

万密斋指出，面皮黄中有白隐者，此为伤食所致，治宜消食化痰、行气活血、益气健脾之法，方选三棱散治疗，人参七钱半，炮三棱、香附一两半，青皮、益智仁、陈皮去白、枳壳、炒神曲、炒麦芽、炮半夏、莪术、山楂肉、苏叶各五分，白茯苓、粉草半生半炙，各一两，末，服一钱，小者五分，陈仓米百粒，姜引，或加大黄（半生半煨）五钱，粳米糊丸，陈米饮下。

4.面疮

万密斋指出，面上生疮如火烧，此为内有热，以黄蜡米粉，蜜水调敷，或鸡子清和敷。小儿痔疮不愈，多生于面部两耳，乳母可嚼白米成膏治之，且乳母应禁食鸡、鱼。

三、妇科疾病

（一）月经病

月经病是指月经周期、经期、经量的异常或伴经色、经质的异常，月经的非生理性停闭或多次伴随月经周期，或于绝经前后所出现的有关症状为特征的一类疾病。万密斋遵循《内经》"女子二七而天癸至，冲任满盛，月事以时下，乃有子"之旨，认为经水若能够按照这样的规律按期而来、到期而止，如潮汐之应期，为成熟女子正常的生理征候，切不可妄投调经之品；若不及期而经先行，或过期而经后行，或一月而经再行，或数月而经一行，或经闭而不行，或崩或漏，此皆失其常候，应及时调理。

月经的正常来潮，依赖于肝气疏泄、脾气健运、肾精充沛，尤以肝脾功能正常为主。故万密斋强调，调经应以理气补心脾为核心，以疏肝行气、养血活血、益气健脾，以化生气血为关键，以调理阴阳平衡、血气和畅为原则，并结合患者体质、性情，审因辨证，对证施治，以平为期。"大抵调治之法，热则清之，冷则温之，虚则补之，滞则行之，滑则固之，下陷则举之，对证施治，以平为期。"（《万氏女科·卷之一·调经章》）

药物选用上，清热可用黄芩、黄连、黄柏、栀子等清经药；温寒可用丁香、肉桂、干姜、附子等温经药温寒；补虚可用人参、白术、当归、茯苓等补虚药；滞则行之，行滞常用川芎、香附、青皮、玄胡等行滞药；固滑可用牡蛎、赤石脂、棕榈炭、侧柏叶等固精之品；举陷则可用升麻、柴胡、荆芥、白芷等升举之药。

汤方应用上，可以四物汤、四君子汤为主调理。其中四物汤中当归、川芎归肝经，以行气活血；白芍养血柔肝，补肝之体，促肝之用；生地、熟地归肝经、肾经以补血填精，全方药物皆归肝经，以养血柔肝，行气活血疏肝，补而不滞，促进冲任气血充盈与调畅，为调理月经基础。四君子汤以人参、甘草益气健脾，茯苓、白术健脾利湿，既补益脾气，又驱除困厄脾气的湿浊，以促脾气健运，则化生气血，促进冲任气血充盈，保证月经正常来潮。禀赋不足，机体虚衰的患者，可结合服用地黄丸补肾填精益髓。月经量多少、颜色深浅、周期提前或延后患者，结合患者体质及寒热虚实等病机，在以上汤方基础上，加减药物。如气机不畅较重加香附，以增强疏肝行气；虚寒较重，酌加如干姜等温中散寒之药；痰浊阻滞常加半夏、附皮、茯苓等化痰利水之品；热邪内扰，实热为主，以黄芩、黄柏清热泻火；虚热则多以知母、麦冬等养阴清热。

（编者注：月经以血为用，是女性特有的生理特性，其异常不仅仅是月经本身病变，也会影响机体平衡，引发其他疾病，如孕育失常等，故其治疗以调理月经为主，不可单纯补泻，以四物汤养血活血调经为治疗大法，兼夹其他病因调理应以平和为主，疏肝理气以性味甘平的香附为主，化痰以半夏、陈皮、茯苓等非峻烈之品）。

1. 不及期而经先行

万密斋认为，月经不及期而经先行即"月经先期"，多因于邪热内扰，迫血妄行。其治疗以四物汤为主调经，同时结合体质的肥瘦、性格的不同给以调理。

瘦人、性格急躁之人多火，肥胖之人多痰，但总以清热、行气为主，而清热包括针对实热与虚热，清泻肝火则用黄连、黄芩等，并辅以香附行气；清泻下焦伏火则以黄柏、知母相配，并以木通泻火利水，引热下行；滋阴泻火则多用麦冬、知母、地骨皮等。行气以香附为主，疏肝养肝；并用半夏、陈皮、茯苓等化痰利水之品以祛除堆积的浊邪，促进气血津液的运行。

①性格温和，且素无它疾，而月经先期，多责之于有热，以四物汤为主调经，加用知母、麦冬、地骨皮等以养阴清热，而四物汤中芍药用"赤芍"代替，强调其清热活血之功。

②性格急躁，多怒多妒，多因于郁而化火，气血俱热，以四物汤调经，加用黄芩、黄连清热，香附疏肝行气，则郁热解而经血调畅，并以生甘草和调诸药，兼有清热解毒之功．

③形体消瘦，且素无它疾，见月经先期，多因于其血热，以四物汤调经，加用三补丸（由黄芩、黄连、黄柏组成）以清热，生甘草调和诸药。

形体瘦而多疾且有热，则责其冲任损伤，以四物汤加人参、麦冬、知母以益气养阴清热调经，并宜常服地黄丸以补肾填精；如误服暖宫之药导致冲任伏火，引起月经先期，则多以四物汤加用黄柏、知母、木通以清热泻火调经．

④形体肥胖，多因于痰浊之邪堆积体内，阻滞气机，郁而化火引起月经先期，治疗以四物汤为主，以黄连、黄芩清热，半夏、陈皮、茯苓化痰利湿，香附疏肝行气。

2. 过期后行

经过期而后行即"月经后期"，多因于气血亏虚，应以补益为主，并结合患者体质、性情、兼加病症予以治疗。补益用人参，如血虚，加用四物汤；兼见气滞用香附、青皮；兼见痰浊阻滞，加用陈皮、半夏等。

①性格平和，素无它疾而见月经后期，多因于气血虚少，以八物汤治疗，方由四君子汤和四物汤组成，并加生姜、大枣，于食前服用．

②性格急躁，多怒多妒，多因于气滞血少，治疗以八物汤益气补血，用香附、青皮行气，并兼服苍莎丸，方由苍术、香附组成，以燥湿和中、行气解郁。

③形瘦无它疾，多责其气血俱不足，用十全大补汤以补益气血。

形瘦饮食少，多为脾胃虚衰，气血虚弱，以异功散加当归、川芎，补益脾胃、益气生血，并常服地黄丸填精益髓。

④形体肥胖，平素饮食较多，影响脾胃运化，则气血亏虚与痰湿浊邪阻滞并见，影响机体气血运行导致月经后期，治疗以六君子汤加川芎、当归、香附，以益气养血，健脾化痰，行气除湿。

其人肥胖又平素多疾，多因脾胃虚弱，气血亏虚引起月经后期，以参苓白术散加当归、川芎，益气养血，健脾除湿。

3. 一月而经再行

此病与前述的"月经先期"相似，总以清热为主，同样结合性格体质，依据虚热或实热的不同用药。

①性格急且多郁怒者，以肝气郁结，郁而化火，扰动血海所致，治疗以四物加柴胡汤，以四物汤调经养血，柴胡、黄芩、黄连以清热疏肝，人参、甘草益气养血；常服补阴丸，以黄柏、知母泄冲任之伏火。如其人曾服辛热之药所致，则以四物汤及三补丸治疗。

②因于精血不足，阴虚火旺，迫血妄行，导致月经一月而再行，以四物汤加人参、知母、麦冬及地黄丸，滋阴养血调经。

4. 数月而经一行

此与前述"月经后期"相似，多责之于气血亏虚。若瘦人见此症，多因脾胃虚弱，气血亏虚，血海不足导致数月而经一行，以十全大补汤及地黄丸养血填精；若肥胖之人见此症，多因脾胃气虚，运化无力，津液运行不利形成痰浊阻滞，影响机体气血的输布，则血海空虚且冲任气血不畅致月经数月而经再行，以六君子汤和苍莎导痰丸，益气健脾、燥湿行气化痰。

5. 经行或前或后

万密斋强调，经行或前或后多属于虚证，责之于气血亏虚，血海不足则月经推后，血海不固则月经先期；同时气血亏虚，推动无力，也会形成气机阻滞，甚至气血瘀滞，导致气血布散无力，加重血海的不足或不固，治疗以八物汤减滋腻的生地以益气养血，以陈皮、香附行气，丹参活血养血；并以乌鸡丸调补。

6. 经闭不行

万密斋强调，闭经应当仔细分析其形成原因，不可妄用通经之品，损伤中气，使气血生化乏源，导致阴血干枯，形成痨瘵之疾。

①脾胃损伤　不论何种原因导致脾胃损伤，则气血生化乏源，致使血海干枯则经闭不行；且脾胃不足，腐熟运化无力，故治疗以补中益气汤加用白芍、川芎以益气健脾，养血活血，并用神曲、麦芽以健脾消食；且宜加用参术大补丸、乌鸡丸等调补，以经行为度。

②忧愁思虑　忧愁思虑，久之导致肝气郁结，影响机体气血津液运行，气滞血瘀、痰浊阻滞，冲任气血不畅，导致闭经，治疗以化痰浊、开郁气、行滞血为主，方选开郁二陈汤，以二陈汤化痰，加香附、青皮、木香行气，加川芎、莪术以活血化瘀。并常服四制香附丸，方由香附、乌药组成，重在平调肝气。万密斋认为，针对此类病因导致的闭经，应慎补，防止加重气滞血瘀，形成癥瘕、胀满等病。

③痰浊阻滞　因于痰浊阻滞导致闭经者，多用苍莎导痰丸治疗，或以上述开郁二陈汤，去莪术、加枳壳，以加强行气化痰之功。

④变证　变证须综合分析治疗，如长期郁怒忧思所致闭经，且未及时治疗形成痨瘵之疾，则以四制香附丸、参术大补丸，疏肝行气、健脾益气调经，攻补兼施；闭经又见潮热、脉虚，则以八物汤去活血之川芎，加养阴清热之麦冬、知母、柴胡；若闭经又见发热、咽干唇燥，脉实，则为实火内扰，以四物汤和凉膈散调经清热。

7. 经水过少或过多

关于月经量的多少，万密斋强调，应结合体质衡量。

瘦人经水来少，则多因于血虚，血海不充，以四物汤调经，加人参、甘草益气生血，加香附行气以改善气血虚少导致气机阻滞的状态。

肥胖之人经水来少，多因痰浊阻滞，冲任气血不畅所致，用二陈汤加滑石化痰利水，加当归、川芎养血活血，加香附、枳壳行气以促进气血津液运行。

经水来多，万密斋强调，无论肥瘦，皆因热邪扰动血海所致，以四物汤调经，黄芩、黄连、黄柏清热泻火。

气虚、瘀血阻滞亦可导致经水来少。气虚则血虚，进而导致月经量少。瘀血阻滞病理机制则与痰浊阻滞相似。

8. 经水颜色深浅

万密斋认为，月经颜色紫，则为实热内扰，以四物汤调经，香附行气，黄连清热，牡丹皮清热活血；月经颜色淡则为气血亏虚，治疗以八物汤为主，并加用黄芪益气，香附行气，并宜常服地黄丸。

9. 崩漏

万密斋强调，妇人崩中之病，多因于中气虚，不能敛血；加之内有郁热，迫血妄行，导致经血暴下而成崩中。崩久不止，遂成下漏。王叔和认为此病治疗初期以止血为主，其次清热，后以补虚为主。万密斋强调，此病初得应以止血为主，以急则治其标，方选四物汤加十灰散，以血止为度；再以清热为主，方选凉血地黄汤；血止后，里热已除，宜用补中之剂，用加味补中益气汤治疗，即补中益气汤加四物汤养血活血，加黄柏、知母以清热。若崩久漏下不止，此多因于中气下陷、下元不固，宜用加味补中益气汤益气养血，兼服鹿角霜丸以填精益髓。

10. 痛经

经行腹痛，即经水将行时，伴见腰胀腹痛，此多因于气滞血瘀所致，以桃红四物汤治疗；如形瘦者，多因于有火，成湿热交结，阻滞气血运行，则在上方基础上加黄连、黄芩，在行气活血的基础上清热除湿，促进气血流通；如肥胖者，多因于痰湿阻滞气血所致，则上方加枳壳、苍术行气化痰燥湿；若经水过后腹痛，则因于气血虚弱，推动无力，则成气机阻滞之机，故以加减八物汤治疗，以八物汤益气补血，加木香、青皮、香附行气。

11. 石瘕

石瘕者，因行经之时，寒风自阴户而入，客于胞门，以致经血凝聚，月信不行，其腹渐大，如孕子状。妇人壮盛者，半年之后，小水长而消矣；若虚怯者，必成肿病，温经汤主之。温经汤组成及用法：归身梢、川芎、赤芍、莪术（煨）、人参各一钱，炙草五分，川牛膝、破故纸（炒，杵）、小茴香（炒）各一钱，姜枣引。更宜频服香附丸。

12. 肠覃

肠覃者，因经行之时，寒风自肛门而入，客于大肠，以致经血凝涩，月信虽行而血却少，其腹渐大如孕子状，为胎漏状。壮盛妇人半年以后，气盛而除，虚怯者必成胀病，桂枝桃仁汤主之。桂枝桃仁汤组成及用法：桂枝、槟榔各一钱五分，白芍（酒炒）、生地（酒洗）、枳壳（麸炒）各一钱，桃仁二十五粒，炙草五分，姜枣引，煎熟入桃泥，去渣服。更宜常服四制香附丸。

13. 经血妄行

如经血妄行，或吐血，或唾血，或口内血腥，四物凉闲散加生韭自然汁服之。

（二）带下病

带下病是指以带下量多，或色、质、气味发生异常为主要症状的妇科病。

带下病有颜色的区别。颜色赤则因于热，兼虚兼火治之，以四物汤加黄芩、黄连、升麻、丹皮，加服三补丸；颜色白则因于痰湿阻滞，兼虚兼痰治之，以加味六君子汤益气健脾，并服用苍莎导痰丸化痰除湿。

病程久则见带下不止，多因于气血亏虚，不能固摄所致，治疗专以补虚为主，以十全大补汤减地黄，加陈皮、半夏、干姜，益气养血、行气化痰，并常服参术大补丸补益脾胃，补宫丸固下元。

1. 白带

白带者，时常流出，清冷稠粘，此下元虚损证，用上带久不止之法治之。

2. 白浊

白浊者，随小解而来，浑浊如泔，此胃中浊气渗入膀胱，加味二陈汤主之。加味二陈汤组成及用法：陈皮、半夏（泡）、白茯、白术、苍术（泔水浸）、益智仁（盐水炒，杵末）各一钱，炙甘草五分，升麻、柴胡各七分，姜引。

3. 白淫

白淫者，常在小便之后来，亦不多，此男精不摄，滑而自出，不须治即自愈。

（三）妊娠病

万密斋强调，妇人妊娠期间应注重养胎，慎起居、节饮食、畅情志，尤其是应常活动，保证血气流动，以促进正常顺利分娩；切不可有登高、越险、负重等危险动作，防止堕胎；同时妇人亦可服用一些养胎药，如用黄芩以清热，白术以补脾，若腹痛则加用砂仁等品；至七个月后，需用枳壳、大腹皮行气，以促进正常分娩。因此，妊娠期间妇人疾病的治疗应以清热养血，和胎安胎为主。

冲任之血，濡养胎儿，胎安依赖冲任之血充盈。冲任气血亏虚或调畅失宜，难以正常滋养胎儿，出现胎漏或胎动不安之疾。冲任气血调畅源于母体脏腑功能协调，尤其是肝脾功能的协调，而胎儿以血为养。故安胎应以四君子汤益气健脾、化生气血为主；脾气不运，津液易停而成痰湿，进一步困厄脾气，则常加砂仁芳香醒脾，化湿行气；紫苏等性味平和之品舒肝行气；若肝气郁结，郁而化火，容易扰动胎气，引起胎动不安，则多用黄芩清泄肝热。

母体脏腑功能失调，多因感受外邪或脏腑功能失调所致，故其治疗在安胎基础上，结合邪气在表里六经脏腑予以相应调理，促进脏腑功能恢复。

1. 妊娠伤寒

妊娠妇女感受伤寒，万密斋强调，妊娠伤寒与妇人非妊娠期伤寒不同，无论在表之恶寒，在里之发热，其治疗总以安胎为主，辅以六经所见之表里清热，不可轻用大汗之品，以免损伤胎气。

①症见恶寒、发热、头痛，即病邪在表，宜用加味紫苏和胎饮，方以紫苏微汗解表、和中理气安胎，黄芩清热安胎，白术健脾，甘草调和诸药。

②症见恶寒却不发热，但头痛、鼻干或项强，此病在阳明经，在上方散寒安胎基础上，加葛根、白芷、葱白、防风等以疏风输肌。

③症见寒热往来，头眩，或呕，或心下烦，或胸胁满，此病在少阳经，在上方基础上加柴胡、人参以和解少阳、扶正祛邪。

呕吐重则加半夏止呕，胸胁满则加枳壳、桔梗以行气。

头目眩晕因于风寒之邪凝滞血脉，精血不能上输于头目，头目失养所致，则加川芎以行气活血止痛；并用生姜、大枣为引，外以调营卫，内以和脾胃。

④症见发热、恶寒、咳嗽甚，此病在手太阴肺经，在上方基础上，加麻黄、杏仁疏风散寒、宣降肺气，并以葱白、生姜为引，促进散寒，食后服，汗出而解。

⑤症见恶寒无热，腹中痛，吐泻不渴，手足逆冷，此病在足太阴脾经，在上方基础上加人参、白芍益气养阴、缓急止痛，并宜热服。

⑥症见恶寒倦卧、发热、手足冷，此病在足少阴肾经，则在上方基础上加独活散寒除湿、熟地养精填髓、细辛散寒止痛，并热服。

⑦症见恶寒、手足厥冷，唇口青，遍身痛如被杖，头项顶痛，此病在足厥阴肝经，在上方基础上加当归，养血、活血、止痛，吴茱萸、细辛、羌活，温经散寒、除湿止痛。

⑧症无恶寒，只头痛、发热、口燥、咽干而渴，此邪热入里，以黄龙汤治疗，且随所兼之症加减，方以柴胡、黄芩和解少阳泄热，人参、甘草益气扶正。

⑨症见发热、口渴、小便不利，此病在手足太阳小肠、膀胱经，以上

方加白术健脾利水安胎，猪苓、泽泻、茯苓、木通等利水渗湿。

若发热大渴，病在足阳明胃与大肠经，则在本方基础上加知母、石膏清热，竹叶清热利水，粳米养胃。

若大热、大渴、躁烦，大便不通，此病在足阳明胃经，上方去温热的人参，加枳实、大黄、芒硝，行气泄热通便。

若发热，口干而渴，心烦不得眠，或干呕，此足少阳胆病，在上方基础上加麦冬、天花粉、山栀仁、酸枣仁、竹茹，养阴清热除烦。

若发热而渴，利下脓血，手足冷，此病在足厥阴肝，以原方加当归、白芍养血活血柔肝、疏肝，白术、茯苓益气健脾利水除邪。

若发热而渴，腹中痛，自利，此病在足太阴脾经，在原方基础上加白术、白芍、阿胶健脾养血，茯苓健脾利水。

⑩伤寒初愈，调理失宜，又见发热，则为劳复，以黄龙汤祛邪扶正，加麦冬、知母、石膏养阴清热，淡竹叶清热利水，粳米养胃，总以调理脾胃之气为主，以发汗为度；若饮食不节，又见发热，此为食复，以四味紫苏和胎饮加枳实、黄连、陈皮、神曲等行气消食，泄热导滞。

⑪天行时气传染，则依以上诸法，分六经表里而治。或在初病之时，以败毒散加和胎药如黄芩、白术等调理。

2. 妊娠中风

妊娠妇女患中风病症，万密斋强调，应结合部位而论，若风中皮毛经络，则见恶寒、发热，头项身体皆痛，或肌肉顽痹；若风中筋骨，则拘挛僵直；风中脏腑，则卒倒昏闷，口眼㖞斜，手足瘫痪，口噤不语。治疗不可用祛风止痉等常规治法，必须结合妊娠期的特性，以补虚安胎为主，兼用祛风之品，以八物汤加炙黄芪益气养血，加羌活、防风、秦艽祛风通络止痉，加黄芩清热安胎，以恢复正常为度。

3. 妊娠中暑

妊娠期中暑热之毒，症见发热而渴，自汗，精神昏聩，四肢倦怠，治疗以清暑和胎饮为主，方用四君子汤去茯苓，加黄芪以益气健脾生津，知母、麦冬养阴清热生津；因暑多夹湿，而成湿热交结，进一步阻滞气机，影响气血津液的输布，故用黄芩、黄连清热除湿安胎。

4. 妊娠中湿

万密斋将妊娠中湿分为外湿、内湿两类：一是感受外湿，即妊娠期妇女，因早行感雾露之气，或冒雨，或久居水湿之地，或大汗出后冷水洗浴等感受水湿之邪，症见发热、骨节疼痛、身体重着、头痛、鼻塞等，以黄芩白术汤治疗，方以苏叶与生姜配伍疏风散寒，且可行气促进津液运行以利水湿浊邪排出，并以白术健脾除湿安胎，黄芩清热除湿安胎。二是水湿停滞，即妊娠期水湿之邪泛溢机体，形成浮肿或阻滞气机形成胀满等病，包括"子肿""子气""子满""子淋"等。

万密斋强调，无论外湿还是内湿，总以阻滞气血津液运行为主。水湿易困脾，故多用白术健脾利水安胎；易阻滞气机，以紫苏行气利水安胎；水湿浊邪郁久化热，形成湿热胶结之势，进一步阻滞气血津液运行，加黄芩清热燥湿安胎。若水湿停滞，肿胀较重，则在以上三药基础上，加行气利水渗湿之品，如陈皮、茯苓、木香、枳壳等；化热甚，形成淋证，则加用利水通淋之品，如木通、灯心草等。

（1）**子肿** 子肿，因于妊娠期气血虚弱，导致孕妇面目、身体、四肢浮肿，急以加味五皮汤治疗，并加白术，健脾利水安胎；紫苏行气利水安胎。

（2）**子气** 子气，指孕妇自六七个月后，两足肿大，行走困难，脚趾间有黄水流出，此病也因于水湿阻滞，症轻者不必治，分娩后肿自消；症重者则以茯苓汤治疗，用白术、紫苏健脾利水安胎，又用茯苓、木瓜、香附、陈皮等行气利水。

（3）**子满** 子满，指孕妇至七八个月后，胎已长大，阻滞气血津液运行，导致腹大腹满，逼迫子户，坐卧不安，以束胎饮治疗，方以白术、砂仁、甘草健脾除湿，黄芩清热利水安胎，枳壳、苏叶行气利水安胎。

（4）**子淋** 子淋，指孕妇气血运行不利，形成水湿浊邪停滞膀胱，久之成湿热胶结之势，症见小便少而涩痛，或溺血，以火府汤治疗，方以木通、竹叶、灯心草清热利水通淋，甘草梢解毒通淋，赤芍清热活血，人参、麦冬益气养阴。

典型医案：

案例 1

密斋师在郧阳时，值郧阳知县一婢，临月患此病，口眼喝斜，腰背反张，手足挛曲，不省人事，请师治之。用黄连解毒汤方，加朱砂末，斡开口灌之，稍定，其夜生一男。主谢曰：以一剂之药，活二人之命，其功大矣。产后病，尤昏迷不醒，以七珍汤与之，即安。(《广嗣纪要·卷之十·妊娠风痉》)

案例 2

徐太和之妻，娠八月，得子满病，他医作子悬治，不效。腹满转甚，胎坠下迫，玉门大张，胞形外露，但仰卧不能坐，势危，请密斋师治之。诊其脉，两手俱大坚搏手，谓其夫曰：令正病无害，乃双胎也。胎肥气弱，不能束约，效下坠耳。用束胎和气饮主之，加人参一钱，升麻（炒）三分，服三剂，胎复上而安，后生一男一女。(《广嗣纪要·卷之九·妊娠子满》)

案例 3

一娠妇淋沥，小便不通，医作转胞治之，不愈，后用槟榔、赤芍药二味研末，顺取长流水煎汤调服，效。该方治男妇一切血淋，及淋涩水道疼痛。(《广嗣纪要·卷之十二·妊娠子淋》)

按语： 无论感受何种外邪，治疗均以养胎为主，如以上四种外感病症，皆以调理气血为主，并用到安胎的白术或黄芩，如感受寒邪则以疏风散寒为主，加用麻黄、紫苏等品，并分经论治；感受风邪，则加疏风止痉之品，如防风、秦艽；感受暑湿，则加用黄连、麦冬等清热养阴之品等，体现了万密斋治疗疾病的辩证观思想。上述三个案例体现了万密斋对于妊娠外感病症的诊治，准确地辨别病情是其中的关键，尤其对于妊娠妇人，应时时注重安胎。

5. 妊娠恶阻

妊娠恶阻是指妊娠后又见恶心，不思饮食。其人颜色如故，脉息平和，但觉肢体沉重，头目昏眩，喜择食，恶闻食气，好食酸或咸味，甚见恶寒发热，心中愦闷，呕吐痰水，胸膈烦满，恍惚不能支持。妊娠恶阻，因于妊娠期脾胃被困，气血运行失常，而成水湿浊邪阻滞机体，进一步困厄脾气形成纳差、体倦、呕吐等症。轻者不需服药，此为妊娠期常见症。

重者需稍稍调理，以化痰除湿、益气健脾为主，并根据痰湿阻滞程度以及脾胃虚弱程度酌情调整用药，并酌加除湿、行气之品，以助除痰湿。痰湿去，则脾胃运化功能恢复，气血得以布散，以濡养机体。方以二陈汤为主，并结合病人体质加减。

肥胖之人，多从痰治，以二陈汤加砂仁治疗；瘦人多有热，从痰热论治，以人参橘皮汤治疗，方以陈皮、茯苓、白术健脾除湿，厚朴行气除湿，竹茹清热化痰，人参、麦冬益气养阴。

恶阻甚，不能食，此因于脾胃被困，运化失职，气血乏源，津液停滞形成水湿，进一步困厄脾气，则以保生汤治疗，方以人参、甘草益气健脾，陈皮行气燥湿，砂仁芳香化湿醒脾，香附行气，乌梅敛阴生津。

典型医案：

徽州商人吴俨妻汪氏，年三十余，末子二岁，正食乳，经水未行。一日因与夫争言激怒，得呕逆病，食入随吐，凡所食物，鼻中即作其食臭。请过二医，俱用反胃之药，不效，请予治之。其脉左三部沉实搏手，右三部脉平。予曰：此有孕脉也，当生二男。汪曰：我生过三子，皆三岁而后娠，今小儿方二岁，经又未动，不是娠也。只因与我官人讲口，便有此病。予曰：身自有娠，且不知之，况医人乎，宜其服药而不效。盖怒伤肝，肝传心，诸臭皆属于心，心传脾，故随所食之物，即作其物气出也。呕逆食臭，皆肝心二脏之火炎上之象也。以黄芩一两，黄连、白术、陈皮、香附（童便炒黑）、白茯苓各五钱，砂仁（炒）二钱。共为末，神曲糊丸，绿豆大，每五十白汤下。未五日而安，后生双男。(《广嗣纪要·卷之八·妊娠恶阻》)

按语：此案体现出万密斋结合脉象诊断疾病的诊疗特点，常人若见呕逆之症，多为胃气上逆，其右脉必滑，但此妇人右脉平，而与心肝肾有关的左三部反见沉实搏手，诊其病史，有肝气郁结之象，故此此呕逆且有食臭为肝心之火上炎上伤胃之象，而非胃气上逆，且未行经水，此为有娠。故以疏肝（香附）清心（黄连）益气健脾（白术、茯苓、砂仁等）之法而愈。

6. 妊娠疟疾

万密斋强调，妊娠疟疾不可轻易使用截疟之药，防其损伤胎气，可以柴胡知母汤治疗，方以柴胡、黄芩清热除邪，人参、当归益气养阴，白术益气健脾除湿；若疟久不退转甚，可用截疟之药，以七圣散治疗，在以柴胡、黄芩清热除邪的基础上，加用常山、草果等截疟之品。疟疾为邪实之病应以祛邪为主，但针对妊娠期则应照顾到胎气，故治疗应祛邪与安胎并举；但若邪甚，也应以祛邪为主，符合中医"有故无损亦无损"之义。

7. 妊娠霍乱

妊娠期而见心腹绞痛，上吐下泻之症，用前四味紫苏和胎饮加藿香叶、陈皮、砂仁以行气除湿。

8. 妊娠泄泻

万密斋强调，妊娠期见泄泻，治疗以补中安胎为主，方以四君子汤加白芍为主治疗，并结合寒热的不同调整用药，如发热而渴属热证，以上方加黄芩以助清热；不渴者为寒证，以上方加炒干姜以温中止泻；如渴泻久不止，多为脾气虚弱，且久泻、久渴伤津，应在益气健脾止泻基础上，加用收敛止泻之品以增强止泻之功，故用四君子汤加白芍、诃子、干姜、乌梅治疗；如久泻大渴，则以前方人参白术散治疗，做大剂服用，频服，以益气生津。

9. 妊娠痢疾

万密斋强调，妊娠痢疾的治疗应以清热和胎、行气养血为主，若见虚坐努力者，则以当归黄芩芍药汤主之，方以白术、甘草益气健脾以生气血，当归、白芍养血活血，黄芩、黄连清热燥湿安胎，枳壳、木香行气，陈皮、茯苓祛邪除湿，全方扶正与祛邪并举，针对形成痢疾湿热阻滞、气血不畅的病机关键以清热燥湿、行气活血，同时用益气健脾、除湿健脾之品固护脾胃之气，促进脾胃升清降浊功能的恢复，保护胎气，又有助于除邪。此与前贤刘完素治疗痢疾大法相同，但针对妊娠妇女，以安胎为主，万密斋更强调扶助正气、固护脾胃之气以除邪。

典型医案：

罗田典史熊镜妻有娠，先于五月病热，请女医朱廷和治之，变疟；又请万元献壬子举人治之，加痢；至八月疟痢并作，请师调治。诊其脉，左手沉实有力，右脉浮大而虚，此乃男娠内伤病也。用补中益气汤加条芩，倍白术，连进十余服，疟痢俱止，后以胡连丸调理而安，次年春果生一男。（《广嗣纪要·卷之十二·妊娠痢疾》）

按语： 此案体现了万密斋对于妊娠期病症的诊治，案中孕妇，虽有疟痢并作，但诊其脉左沉实有力，此为男娠；右脉浮大而虚，此为中气不足，故见疟痢。故宜补中益气为主，佐以安胎之黄芩，则病愈而顺产。

10. 妊娠腹胀

妊娠腹胀又称"妊娠子悬"，指孕妇五六个月后，胎气不和，阻滞中焦之气，中焦气机升降失常，症见胀满疼痛，以宽胸理气、养血活血、益气健脾为主，方选紫苏饮治疗，以紫苏、陈皮、大腹皮行气消胀安胎，川芎、当归、白芍养血活血，人参、甘草益气健脾升清，则清气升、浊气降，中焦气机通畅，腹胀缓解。

11. 妊娠伤食

万密斋强调，孕妇伤食重在脾胃虚弱难以运化腐熟水谷所致，症见腹满吞酸，恶心不喜食，治疗以益气健脾除湿为主，辅以消食和胃之品，方以四君子汤加枳实、神曲、砂仁以消食导滞、芳香醒脾。并非针对普通人伤食之症，多以消食化痰除湿导滞之品为主组方。

12. 妊娠子烦

妊娠子烦，万密斋强调，此病因孕妇气血亏虚，难以濡养心神，而见心虚胆怯；且血虚则热，热扰心神，症见烦闷不安。治疗以益气养血安神清热为主，方选人参麦冬散治疗，其中人参、甘草益气健脾生血，生地、知母养阴清热，麦冬养阴安神，竹茹清热除烦，黄芩清热除烦安胎。

13. 妊娠子痫

孕妇气血亏虚，脾胃运化无力，津液停而成痰，痰湿阻滞蕴而化热，痰热蒙蔽心窍，症见眩晕卒倒，口噤不能言，状若中风，须臾即醒，醒后复发。其治疗以益气健脾为主，结合养血安神之品，以清神汤治疗，方用四君子汤加黄芪益气健脾生血，白芍、麦冬、当归养血安神，并兼服祛风化痰之寿星丸，化痰开窍。

14. 妊娠咳嗽

孕妇若初感受风寒后咳嗽，伴见恶风寒、发热、鼻塞声重，或流清涕，宜发散，用加减参苏饮治疗，以微汗为度；若久咳不已，则称为"子嗽"，恐其咳嗽引动胎气，导致堕胎，益气健脾以培土生金，并结合使用宣肺养肺之品，治疗以人参阿胶散，以四君子汤益气健脾，苏叶、桔梗宣肺止咳，阿胶养阴润肺。

15. 妊娠目鼻咽喉唇口诸病

万密斋强调，妊娠期五官科疾病多以热邪壅盛为主，多用东垣凉膈散为主治疗，再根据不同部位配以相应的药物，东垣凉膈散主要以黄芩、黄连、连翘、薄荷组成，清泻三焦热毒，以栀子清泻三焦之火，又有利水之功，促进热邪从小便而去。如目赤痛，因肝开窍于目，多为邪热郁结于肝所致，治疗以归肝经为主药物组成，即在上方基础上，配伍当归、川芎行气活血，羌活、防风祛风止痛，菊花清泻肝热；咽喉痛，则在上方基础上加用牛蒡子以清热利咽；若口舌生疮，多与脾胃伏火有关，故加用生姜以和胃气；若鼻出血不止，则在原方基础上加生地、茅花以清热凉血止血。

16. 妊娠头痛

万密斋强调，妊娠期头痛多为气血亏虚，脑失所养所致；同时气血亏虚，运行不利，导致气血运行不利，久之，郁而化热，热邪瘀血胶结，进一步阻滞气血布散，脑窍血流不畅，加重头痛。治疗以养血、活血、清热为主，且无论是养血活血多从肝论治，而热邪也因气血郁滞引起，故仍以清泻肝热为主，以加味芎归汤治疗，方以白术益气健脾安胎，当归、川芎养血活血，黄芩清热安胎。

17. 妊娠疮毒

万密斋强调，孕妇多因气血虚弱引起气血运行不利，久之则蕴而成热毒，阻滞于一定部位，如病乳痈，则以清热解毒，行气活血为主，方选托里解毒汤为主治疗，以川芎、当归、青皮行气活血，黄芩、连翘、金银花清热解毒消痈，白芷、天花粉、皂刺散结。并根据不同部位分经论治，若背上臀上出现，此为阳明经病，以上方加用升麻、葛根以发散阳明经热邪；若胸前两颊出现，此为少阳经病，以上方去白芷，加柴胡、龙胆草、栀子清泄肝经之火；若肩膊腋下出现，此为太阴经病，上方去青皮，加陈皮、桔梗、桑白皮行气燥湿醒脾，宣肺化痰利水；若在胯内阴旁出现，此为厥阴经病，以本方去白芷，倍加青皮以舒肝行气；若在手足掌内，此为少阴经病，上方去白芷、青皮、天花粉，加黄连、黄柏、木通，以清泄下焦湿热。

18. 妊娠脏躁

孕妇忽然无故悲惨哭泣，此为脏躁症，因于气血亏虚，不能濡养心神所致，以益气养血安神为主，方选枣麦汤治疗。

19. 妊娠暴喑不语

孕妇八九个月，忽然暴喑不语，万密斋认为，此为少阴之脉下养于胎，不能上荣于舍，于十月生子之后自能言，不是疾病，不必服药。

20. 胎动不安

妊娠期间也可能引起胎动不安，万密斋认为，引起胎动不安的原因主要有以下七个方面：

①脾胃虚弱，不能固摄胎气；气血亏虚，不能濡养胎气，故常堕胎。治疗以调理脾胃、补益气血为中心，方选安胎饮治疗，方以异功散去渗湿的茯苓加砂仁益气健脾，以四物汤去行气活血的川芎以养血安胎，因血虚易生热，加重胎动不安，故用黄芩清热安胎。也可兼服杜仲丸、胡连丸，以固肾健脾增强安胎的功效。

②房事过度引起胎动不安，以四物汤去活血行气的川芎，加砂仁、阿胶以养血醒脾安胎。

③七情触动，导致胎动不安。万密斋认为，肝主调畅气机，此情志过度所致，当从肝调理，故以四物汤为主以疏肝养血，使气机调畅，血液充沛，以固护胎气。并根据不同的情志所伤加减用药，如怒伤肝，则以本方加黄芩、柴胡以疏肝理气，且肝郁常困脾气，故加人参、甘草益气健脾。

④忧愁悲伤伤肺，肺气耗散，上元不敛，母病及子，则肾气不固，引起胎动不安，故在上方基础上加阿胶、五味子以养阴润肺、收敛肺气，加甘草以培土生金；肺气不宣，则肝气不疏，血海、胞脉调畅失常，加重胎动不安，且肺阴虚常易化热，故加黄芩、苏叶清热宣肺疏肝，调畅气机以安胎。

⑤思虑久伤脾，脾气运化失常，则气血亏虚不能濡养胎气引起胎动不安；气血运行失常，形成水湿浊邪停滞，阻滞气血津液布散，濡养胎儿精微匮乏，引起胎动不安，故在原方基础上以四君子汤去渗湿利水的茯苓益气健脾，加陈皮、香附行气化湿。

⑥过喜伤心，心神浮越于上，难以下潜于肾，引起心肾不交，下元不固导致胎动不安，但病变的关键在心，故以黄芩、黄连清泄心火以安神，麦冬滋养心肾以安神固胎，白术、甘草益气健脾化生气血以养胎元。

⑦跌扑触动引起胎动不安，则可能损伤气血，甚至气血阻滞，郁而化热，加重胎动不安，故以益气养血、行气化湿清热为主安胎，方用安胎和气饮，以当归、白芍养血，白术、甘草益气健脾，苏叶行气安胎，黄芩清热安胎，砂仁化湿安胎。

21. 妊娠漏胎

"漏胎者，谓既有孕而复血下也。"万密斋强调，女子之血，在上为乳汁，在下为经。一旦有孕，而乳汁、经水俱不行，聚于子宫以养胎。故孕期若见漏下，多因于气虚不摄、血虚不养、胞宫有热迫血妄行、下元不固等，以四君子汤补气，四物汤补血，黄芩、黄柏清热，艾叶、阿胶止血养血，杜仲、续断以固肾安胎。

　　孕期有关疾病，从母体本身来讲，可分为外感与内伤杂病；从胎儿来讲，强调胎动不安与漏胎。无论怎样，总以安胎为主，应慎起居，防外感六淫之气，感邪后也应先固护胎气，再行祛邪，方以紫苏和胎饮为主；调五脏以防脏腑功能失常，难以提供气血以养胎儿，尤其要注意调理脾胃之气，即使它脏病变也应固护脾胃之气，方以四君子汤为主，酌加行气的陈皮、香附、紫苏，化湿的砂仁，清热的黄芩等，并根据相关脏腑加减用药。同时胎儿以血为养，肝藏血，主调理冲任、胞宫气血，常以四物汤加香附、柴胡、黄芩等调理肝气，使气血和畅。

（三）产后病

　　产后病，即产妇在产蓐期所生疾病。产蓐期是指产妇分娩后到产妇机体和生殖器基本复原的一段时期，一般需要 6～8 周。因产妇分娩时体力消耗大，身体内各器官要恢复，产妇的消化能力减弱，又要分泌乳汁供新生儿生长，故万密斋指出产后病的治疗宜以补气养血，行气活血为主。产妇失血过多，以虚为主，以四君子汤和四物汤甚至十全大补汤补益气血；气血虚弱，运行无力，旧血不去，瘀积体内，引起不同部位功能失常，常用一些活血化瘀之品，如以桃红四物汤为主，并根据不同部位配伍相应药物。虚实夹杂，以虚为主，若瘀血阻滞较重，也可先祛邪，后期仍以调理脾胃为主，以益气生血、扶助正气。

1. 胎衣不下

　　万密斋认为，正常产后胎衣应不久自下，若久不下，多因产妇耗伤气血，气虚无力推动，血虚产道不润及子宫空虚所致，治宜行气利水，方选加味五苓散。

2. 子宫脱出

　　万密斋认为，此病因其人素虚，产时用力太过，致使子宫脱出，自不能收，治以补益中气为主，方选补中益气汤，并外用荆芥穗、藿香叶、椿根皮锉碎，煎水外洗。

3. 玉户不敛

女子初产，胞户窄小，子出不快，乃致撕裂，渐成溃烂，日久不敛，治宜大补气血，方选十全大补汤，并外敷药，用白及、龙骨、诃子、黄柏等收敛生肌之药为细末外敷。

4. 产后血晕

新产妇突然晕倒，不省人事，口噤气冷。万密斋认为，此多为危候，不可误作暗风治疗，当根据病情分别论治，若出血太多，卒然昏仆，为气血两虚，急用韭醋嗅法，醒后以清魂散治疗，以人参、甘草益气健脾生血，当归、川芎养血活血，气血亏虚，运行不利则形成瘀血，故以泽兰活血利水，荆芥穗止血；若出血较少，恶漏未尽，腹中痛而昏眩，则为血虚血瘀所致，仍以上法促其苏醒，再用黑神散治疗，以黑豆、熟地、白芍、当归养血，桂枝、干姜温经活血，生蒲黄活血止血。

5. 恶漏不止

万密斋认为，产后冲任损伤，气血亏虚，旧血未尽，新血不敛，相并而下，日久不止，渐成虚劳，当大补气血，使旧血行，新血生，而不可轻用固涩之剂，使败血凝滞，变为癥瘕，当以十全大补汤气血双补。若小腹刺痛甚，此为瘀血阻滞，以四物汤加玄胡索、蒲黄、干姜养血活血温经。若变为癥瘕，则以行气养血活血之品组成丸药，以渐消缓散。

6. 恶漏不下

万密斋认为，此症当分别论治，若子宫素寒，使恶漏停滞不行，症见小腹胀满疼痛，以黑神散养血活血；若脾胃素虚，气不行血，症见腹痛时发时止，则以益气养血，行气活血立法，方选八珍汤加香附、玄胡。

7. 乳汁不通

万密斋认为，此症原因有二，初产妇，乳方长，乳脉未行，或产多之妇，气血虚弱，乳汁短少，则以益气养血活血通脉为主，方选四物汤加人参、甘草益气健脾生血，麦冬、白芷养阴通脉，桔梗宣畅肺气促进上焦气血调畅。如乳汁不行，郁而化热，症见身体壮热，胸膈胀满等，在上方中加木通、滑石以清热利水，并煮猪蹄汤食之，则乳汁自通。

8. 产后浮肿

万密斋强调，产后浮肿当分两种情况：一是新产之后，瘀血不去，阻滞气血津液运行，停而成水湿浊邪，泛溢肌体，症见浮肿，乍寒乍热，此因瘀血阻滞而成，故治疗以祛除瘀血阻滞为主，辅以利水之品，不可作水气治疗，慎用渗利之剂，防耗伤津液。以调经汤治疗，方用赤芍、牡丹皮活血清热，当归、桂枝、细辛活血通经，茯苓、陈皮行气利水，甘草调和诸药。二是产后虚弱，腠理不密，调理失宜，外受风湿，湿邪凝滞体表肌腠，症见面目虚浮，四肢浮肿，急利水渗湿以除邪，方选加味五皮汤治疗，即五皮汤利水消肿基础上，加用枳壳以行气除湿，防己、猪苓增强利水之功，并以甘草益气健脾，和调诸药。

9. 产后痉病

产后痉病分为三种：一是产后正气虚衰，风邪乘虚而入，症见不省人事，口自蠕动，手足挛曲，此为外中风，以疏风散寒、益气养血为主，方选愈风汤，以羌活、防风疏风散寒，天麻、秦艽祛风止痉，当归、川芎、白芍、黄芪益气养血活血。二是肝藏血，产后失血过多，肝血虚，内不能养神，外不能养筋，症见神昏气少，汗出肤冷，眩晕卒倒，手足瘈疭，此为肝虚生风，治应以益气养血为主，方选当归建中汤加黄芪、人参、附子。三是痰迷心窍，神气不清，恍惚昏眩，以化痰开窍为主，辅以益气生血，方选琥珀寿星丸。

10. 遍身疼痛

万密斋认为，新产妇生产时骨节张开，血脉流散，元气衰弱，使经络肉分之间，血多凝滞，骨节不利，筋脉不舒，故腰背不能转侧，手足不能屈伸而痛，不可以感受风寒论治，轻用发汗之剂，宜以益气养血活血，祛湿止痛立法，方选趁痛散，以黄芪、白术、甘草、当归益气健脾行血，薤白行气止痛，独活、牛膝、桂枝活血通经、除湿止痛。新产妇气虚，但久坐多语，运动用力或饮食失调等耗伤气血，不能濡养机体，症见头目昏眩，四肢疼痛，寒热如疟，自汗，此为蓐劳，不可作伤寒治，误用汗剂，应以益气养血填精为主，方选白茯苓散治疗，以茯苓、黄芪、人参益气健脾生血，四物汤加猪腰子养血活血、填精益髓，桂枝温经止痛；并常服十全大补丸以益气养血，濡养周身，缓解疼痛；晨起服用地黄丸加牛膝、当归、肉苁蓉以补肾填精，活血祛湿止痛；日用人参白术散益气健脾生血。

11. 产后头痛

产后气血亏虚，阳气失守，而头为诸阳之会，则头失所养，症见头痛；阳气虚行血无力，导致血行不畅成瘀血，阻滞头部血脉，加重头痛，治疗以养血活血为主，方选芎归汤，以当归、川芎养血活血，葱白宣通脉络。若因败血阻滞于子宫，循厥阴之脉上贯巅顶，引起头顶痛，则以前方黑神散治疗。

12. 产后心痛

产后心痛，万密斋强调，此病多因气血亏虚，寒邪内伏，气滞血瘀于心。其治疗以散寒活血为主，药以吴茱萸、细辛、桂枝、干姜温经散寒，当归、白芍、生地养血活血，独活散寒止痛。

13. 产后腰痛

万密斋认为，产后下血过多，气血亏虚，下元不固，肾无所养。腰为肾之府，肾失所养则腰痛。症见腰部隐痛，以填精益髓，固肾强腰为主，方选利肾地黄汤，以熟地、当归益精养血，杜仲、续断益肾强腰壮骨，独活祛湿止痛，生姜、大枣调和脾胃、化生气血，补益先天之精。或瘀血阻滞于肾，症见腰痛，胀痛如刺，时作时止，以活血化瘀为主，辅以行气补肾之法，方选加味复元通气散，以当归、川芎、玄胡活血化瘀，丹皮活血清热，茴香行气止痛，牛膝补肾活血，肉桂、破故纸温补下元。

14. 产后腹痛

万密斋认为，产后腹痛原因有三：一是新产妇气血亏虚，运行无力，则败血不去，阻滞腹中，不通则痛，以前方黑神散养血活血止痛；二是产后血虚，又外受风寒之气，内伤寒冷之物，凝滞于腹，腹气不通以致腹痛，按摩或热物熨之则略止，以当归建中汤温中缓急止痛；三是产时寒气客于子门，入于小腹，或坐卧不慎，风冷乘虚而入，此为寒疝，以金铃子散行气止痛。

15. 产后腹胀满闷、呕吐恶心

产后瘀血阻滞于脾胃，脾不升清，胃不降浊，中焦气机阻滞，症见腹胀、呃逆，以益气健脾、和胃降逆为主，辅以活血之品，方选抵圣汤，以人参、甘草益气健脾，半夏和胃降逆，陈皮行气燥湿、健脾和胃，赤芍、泽兰活血化瘀。产后伤食引起上述诸症，但其脉多弦滑，恶食而呕多食臭；血瘀则脉多弦涩，不恶食而呕多血腥。故针对伤食引起的诸症，以燥湿健脾和胃为主，辅以益气，方用加味平胃散，即以平胃散燥湿和胃，加人参益气健脾。

16. 儿枕痛

产前瘀血，产后气虚，恶漏不尽，则新血与旧血阻滞，形成积块，上下时动，痛不可忍，俗称"儿枕痛"，以活血化瘀止痛为主，方选当归玄胡索汤，由当归、赤芍、玄胡索、五灵脂、蒲黄、红花等组成，活血化瘀，并常服羊肉汤。

17. 产后胁痛

产后瘀血阻滞肝经，肝脉循行胸胁，故见胁痛，当分虚实而论：胁下胀，手不可按，此为瘀血，以行气活血为主，方选芎归泻肝汤，以当归、川芎、桃仁、红花活血化瘀，香附、青皮、枳壳行气；胁下痛，喜按，此失血太多，肝血虚不能养胁，以益气养血，辅以行气之品，方以当归地黄汤治疗，以人参、甘草益气健脾生血，当归、白芍、熟地养血活血，陈皮行气，桂枝温通经脉。

18. 产后伤寒

万密斋强调，产后气血亏虚，营卫失调，易感风寒，但只以补虚为主，并随症加减，补虚以五物汤治疗，以四物汤去太过滋腻的熟地养血和营，加人参、甘草、生姜益气健脾和卫，并以葱白为引辅助散寒。

若症兼出汗，此为伤风，加用桂枝、防风疏风；无汗则为伤寒，加用麻黄、苏叶散寒；寒热往来，此邪在少阳，加柴胡以和解少阳；头痛以项背痛为主，此邪在少阴、太阳，加藁本、细辛散寒止痛；遍身痛，此为寒湿之邪凝滞肌体，加羌活、苍术以散寒除湿止痛；发热不恶寒，此为邪已入少阳、阳明，加柴胡和解少阳，葛根疏散阳明邪热；发热而渴，此邪热入里伤津，加知母、麦冬养阴清热，淡竹叶除烦生津止渴。

19. 产后咳嗽

因产后气血亏虚，卫气虚弱，腠理不固，易受邪袭，阻滞体表气机，津停成痰，伤及于肺。肺主皮毛，常因体表受邪，宣发肃降功能失常，引发咳喘等症。

万密斋指出，产后咳嗽，应注意扶助正气以祛邪，可从调理脾胃出发，根据病情轻重调整用药，如上证为外感所致，病邪在表，只以甘草益气健脾，并调和诸药；下证为瘀血痰涎凝滞，此为久病，故用人参增强益气健脾、培土生金之功。

症见咳嗽，发热、恶寒，鼻塞声重，或多喷嚏，鼻流清涕，以疏风散寒、化痰止咳为主，方选旋覆花汤，以麻黄、荆芥穗疏风散寒；前胡、杏仁宣肺止咳；旋覆花、半夏、茯苓化痰止咳、利水渗湿给邪以出路；五味子收敛肺气，防诸辛燥之品耗散肺气，加重咳嗽；甘草益气健脾，培土生金，并调和诸药。

产后恶漏不尽，阻滞气机，津液运行不畅，停而成痰，痰瘀互结于肺，肺失宣降，症见咳嗽，胸膈胀闷，以活血化瘀、宣肺止咳为主，辅以益气养阴，方选二母汤，以桃仁活血化瘀，贝母、杏仁宣肺化痰止咳，茯苓利水渗湿给邪以出路，知母养阴润肺，人参益气健脾、培土生金。

20. 产后喉中气急喘

产后失血过多，卫气失守，气无所附，肺气耗散，症见喘促面赤，急以回阳救逆，方选夺命丹，附子回阳救逆，牡丹皮、干漆活血清热。

瘀血阻滞于肺，气血亏虚无力行血，郁而化热，症见面赤喘促，急以益气活血，用人参益气健脾、培土生金，苏木活血利水。

21. 产后发热

万密斋强调，产后血虚则阴虚，阴虚则生内热，症见心胸烦满，呼吸短气，头痛闷乱，与大病后虚烦相似，治宜益气生津、养阴清热，方选人参当归散，以人参、粳米益气健脾和胃生津，当归、熟地、白芍、麦冬养血滋阴清热，淡竹叶生津除烦，桂枝温通经脉，以促进津液布散濡养机体。

22. 产后口渴

万密斋认为，胃为津液之府，产后失血，津液亏耗，胃津不足，难以上乘口舌，症见口渴、发热等，治宜益气养胃生津，方选人参麦冬散，以人参、甘草、粳米益气健脾、和胃生津，麦冬、生地、瓜蒌根养阴生津清热，淡竹叶除烦生津止渴。

23. 产后汗出

产后失血过多，营血不足，卫气失守，不能敛皮毛、固腠理，症见多汗，应急敛之，防风寒之邪乘虚而入，变生它症，以麻黄根汤治疗，方以麻黄根、牡蛎敛津止汗，黄芪益气固表止汗，当归、人参、甘草益气养血以资汗源。

若汗出又见眩晕，此为冒汗，为虚极之象，急用黄芪、人参、甘草益气生津止汗；汗出太过，耗伤阳气，急以附子回阳救逆。汗出不止，风邪乘虚而入，症见忽然昏倒，口眼歪斜，手足挛曲，似角弓反张，此为大汗之后，气血亏虚不能濡养筋脉，导致筋脉拘挛；风寒凝滞筋脉气血，筋脉气血不畅，加重拘挛，故急用葛根、桂枝解肌通脉，附子温经散寒，黄芪、甘草、人参益气生津止汗，白芍、当归养血活血养筋。

24. 产后乍见鬼神

心主血，主神志，产后失血过多，血脉空虚，心神失养，症见心神恍惚，睡梦不安，言语失度，如见鬼神，治宜益气养血安神，方选茯苓散，以人参、当归、生地、甘草益气养血，茯神、远志、柏子仁安神。心下胀闷，烦躁昏乱，狂言乱语，如见鬼神，瘀血停积于心，治宜活血化瘀，方选芎归泻心汤，以当归、川芎、元胡养血活血，牡丹皮、蒲黄祛瘀活血清热。

25. 产后不语

产后瘀血停滞，痹阻心窍，心开窍于舌，故见舌强不语。其治疗以益气养血活血开窍为主，方选七珍散，人参、生地、川芎益气养血活血，菖蒲、辰砂开窍安神，细辛、防风散寒活血。若语言含糊不清，此为心血虚弱，不能上荣于舍，以益气养血、生津开窍为主，方选加味参麦散治疗，以人参、甘草益气健脾生血，麦冬、五味子养阴生津，当归、生地养血活血，石菖蒲开窍安神。

26. 产后昏眩

产后气血亏虚，肝血不足，肝体失养，则肝失调畅之功，气机不畅，形成气滞血瘀之机。产后瘀血阻滞于肝经，肝开窍于目，目失所养，症见昏花；肝风内动，故见昏眩，以前方清魂散治疗，加牡丹皮清热活血祛瘀。

27. 产后口干痞闷

万密斋认为，此病当分别论治，若因产后气血亏虚，脾胃虚弱，却过早饮食，更伤脾胃，中焦气机不畅，症见痞闷；脾胃不能布散津液，症见口渴。以人参益气健脾，陈皮燥湿健脾和胃，良姜、荜澄茄温中行气消痞。若产后气血亏虚，风寒乘虚而入，寒邪凝滞于中焦，加之其人平素中焦虚寒，则寒邪凝滞中焦气机症见痞闷，治宜温中散寒，辅以行气之品，常用吴茱萸汤。若产后胎衣未下、恶漏不来，肚腹胀大，绷急如鼓，呕吐黄水，多带腥臭，加喘则死；或产后多疾，妄用汤丸，重虚其内，肌肉瘦削，精神疲困，血少干呕则死。以上为虚实夹杂或虚衰较重症见腹胀呕吐的重症，此再次体现了万密斋重视固护脾胃的思想。

28. 产后疟疾、霍乱吐泻

万密斋认为，产后气血俱虚，荣卫不固，脾胃未复，或调理失宜，外感风寒、内伤饮食，皆能成疟、霍乱吐泻等。疟疾，只以补虚扶正为主，正气盛则邪自退，不可轻用截疟之药，方选增损柴胡四物汤，以小柴胡汤去清热燥湿黄芩，四物汤去滋阴的熟地、白芍，加黄芪益气健脾。霍乱吐泻则以益气健脾、芳香化湿、行气和胃为主，方选加味理中汤，即理中汤温中散寒，加藿香化湿醒脾，陈皮、厚朴行气燥湿，脾气健、湿邪除则泄泻止，并以生姜和胃止呕。产后泄泻不止多因于脾胃虚寒所致，以理中汤温中散寒，加肉豆蔻温中止泻。

29. 产后痢疾

新产之后，饮食过伤，停而成积证，症见腹中胀痛，里急窘迫，身热口渴，脉数实，急以行气导滞，以加味小承气汤治疗，即小承气汤加槟榔行气消胀，加甘草益气健脾，加生姜和胃降逆，后以四君子汤调理。

新产后无饮食所伤，而症同上，此因于宿食停滞，以行气导滞消食和胃，方选枳实汤，即上方去大黄防其泄下太过伤正，加木香增强行气之功，后以四君子汤调理。

无新旧食积，症见下痢赤白，腹痛窘迫，脉沉数，此为虚痢，以益气养血、行气和血为主，方选当归芍药汤，以人参、甘草益气健脾，当归、白芍养血活血，木香、枳壳、陈皮行气导滞，干姜、乌梅温中收涩止泻。

痢久不止，此为气虚血少，肠滑不尽，以益气健脾，温中止泻为主，方以四君子汤益气健脾，加白芍、乌梅、罂粟壳温中收涩止泻。

产后瘀血阻滞于肠，肠道传导失职，症见腹中刺痛，下利鲜血，无里急后重，则以行气止血为主，方以枳壳行气导滞，荆芥穗止血。

30. 产后大便闭塞不通

万密斋认为，产后便秘，多因于气虚肠胃传导无力，血虚肠道失润，形成大便秘结，此为虚秘之症，不可用泄下之剂，宜益气养血、行气润肠为主，方选润燥汤，以人参、甘草益气健脾，当归、生地养血，火麻仁、桃仁润肠通便，枳壳、槟榔行气导滞。

31. 产后小便不通或短少

经言："膀胱者，州都之官，津液藏焉，气化则能出矣。"产后气虚，膀胱气化无力，故小便不通或虽通而短少，不可误为淋，轻用渗利之药，耗伤其气，加重病情，应以益气为主，辅以养阴渗利之法，方选四君子汤益气健脾、化生气血，加肉桂温补下元，车前子利水，麦冬养阴生津。恶漏不尽，败血停滞，阻滞下焦膀胱气机，闭塞水渎，小便不通，小腹胀满刺痛，乍寒乍热，烦闷不安，急则宜活血利水，以五苓散化气利水，加桃仁、红花活血化瘀。

32. 产后淋证

肾主水道，产后失血，水道失养而干涩；血虚有热，灼伤津液，症见小便淋而涩痛。以养阴清热利水为主，方选导赤散养阴利水，加麦冬养阴生津，黄柏、知母清热养阴，灯心草清热利水通淋，并调服益元散以益气生津。

33. 产后尿血

产后败血不去，阻滞膀胱，蕴而化热，迫血妄行，症见尿血，以清热利水、活血止血为主，方以小蓟汤治疗，以小蓟子清热利水、凉血止血，木通、滑石清热利水，淡竹叶清热利水生津，生地、赤芍、蒲黄清热养阴、活血止血，甘草调和诸药、益气生津。

瘀血较重，症见尿血但痛不甚，则加当归稍、红花活血化瘀；内热较重，症见尿时涩痛，则加黄芩、麦冬以清热养阴生津。

34. 产后小便数及遗尿不禁

产后气虚，肾气不固，症见小便数甚至遗尿，以益气升阳为主，辅以涩精止遗之药，方选升阳调元汤，以人参、黄芪、甘草、升麻益气健脾、升举脾气，补益先天之气；益智仁固肾止遗，并调服桑螵蛸散以增强固精止遗之力。

四、痘疹麻疹

（一）痘疹

痘疹为儿科最为酷烈的胎毒，是极具传染性的时疫病（编者注：基于痘疹、麻疹的危害性、传染性、时疫性，我们将痘疹、麻疹单独列出阐述）。

万密斋指出，诸方脉中惟天行斑疮为毒最酷，"胎毒之间，惟痘最酷，加以天地肃杀之气，岁运乖戾之变，水土之不齐，疫病之交作，则夭昏稚殇，难以枚举。"而古代医家、先贤有关其论治又各不相同，于是他沉潜秘旨，发挥奥义，诚如胎毒之论、归肾之辨，皆为昔人所未及者，并在博采先贤医家论痘治痘的基础上，结合家传及本人的治痘临证经验，撰写了两部痘疹专著——《片玉痘疹》和《痘疹心法》，从痘疹的病因病机、具体症状、辨证论治等方面进行系统论述，为后世痘科医家所推崇。

《痘疹心法》内容更为全面、翔实，更具代表性，所以我们在整理、挖掘万密斋有关痘疹学术思想时，以《痘疹心法》为纲，并结合《片玉痘疹》相关内容予以阐述。正如《痘疹心法》自序所言："嘉靖丙午，予尝手作小儿及痘疹赋西江月……至己酉冬，又著《痘疹心要》……彼时见亦未定，信笔草草，安可示人。今特改正，以补前之缺漏耳。"

1. 病因病机

万密斋认为，痘疹缘于父母胎传之胎毒，小儿固有的胎毒结合不正之时气，成为热毒而引发痘疹。而诸痛痒疮皆属于心，此病病变主要在心，为心火所致。

万密斋指出，"人之有生，受气于父，成形于母，是以毛发、皮肤、肌肉、筋骨、四肢百骸，其来固有自矣。然为父者，以酒为浆，以妄为常，以欲竭其精，以耗散其真，命门衰败，阳道勿兴，乃服助阳之剂，至于阳火益炽，阴水益枯，失其乾道，此父遗毒于气之始；为母者，褊急妒忌，以致冲任气逆，月事不时，乃服暖宫之剂，煎熬真阴，血中伏火，失其坤道，此母遗毒于形之始；且夫妇双方情欲妄动，饮食妄嗜，此父母之遗毒又不特一朝一夕而已；况子喘息呼吸，气通于亲，故而蓄毒于肠胃、隔膜、皮毛、筋骨之间，待时而发。"（《痘疹心法·卷之一·胎毒论》）即父母在孕胎之前饮食、生活失节，致使真阴煎熬，形成血中伏火，遗毒于胚胎造化之始；受孕之后，仍妄加饮食、妄动情欲，则遗毒于已成之胚胎；出生之时不慎下咽秽血等；如此则蕴而成为热毒，积聚于体内，在时行正病之时，内外相引而发作，但气盛小儿则不发，或发作较轻；气弱者则重发。

然痘疹虽为胎毒，但必待时令不正之气相传染而发，况痘疹之毒，藏于至阴之下，发于太阳之经，当其时而动其气，毒乃发矣。春气温和，夏气暑热，秋气清凉，冬气冷冽，此四时正气之序；春应暖而反寒，夏应热而反清，秋应凉而反热，冬应寒而反温，此非其时而有其气，为不正之令；凡此不正之气，发之泄之，解之平之，勿犯岁气，是谓良工。

2. 临床辨证

万密斋指出，痘疹之毒，本于五脏之液，各随经络部位，直犯荣卫而出，气血从之。盖儿禀父母之气以成形，赖阴血以滋养，属毛离里，喘息毕通，肝气通于筋，心气通于血脉，脾气通于肌肉，肺气通于皮毛，肾气通于骨髓，至发痘疹之时，内连脏腑，外达百骸，故凡病发于一脏，惟痘疹之症，五脏悉见。发热之初，呵欠顿闷，肝证也；乍凉乍热，手足稍冷，多睡，脾证也；面燥，腮赤，咳嗽嚏喷，肺证也；惊悸，心证也；骫凉、耳凉，肾之平证也。"(《痘疹心法·卷之一·痘疹五脏证见论》)

（1）**审察面部**　痘疹主要为心火所致，而心之华在面，故痘疹辨证主要在面部。

额属心，额中先见红点、先作浆、先结靥，属心火旺，为恶候。

左脸属肝、右脸属肺，如两脸先见红点磊落者，预后好，若相聚作块，其肉硬肿则为危候。

颊属肾，若两颊先见红点，先发先靥者预后好，此处虽属于肾，但三阴三阳之脉皆聚于此，阴阳合，故可治。

鼻属脾，鼻头先出先靥者，为恶候，因脾土败则五脏相随而败。

（2）**查验发病部位与饮食起居情况**　万密斋指出，有关痘疹病因的探求也不唯观察面部，观察身体其他部位或审视患者饮食起居情况等，对于明确痘疹具体病因也有一定的帮助。

①验耳目　如痘疹见耳热则为邪陷于肾，耳后有红缕则为疮火发自少阳等；痘疹收后，目不开，则为肝热；如痘疹初出而见喷嚏，为火邪扰肺等。

②验唇口牙齿　痘疹之初，口燥唇裂，为毒邪重；疮密口臭为脏腑衰败之象；痘疹又见发热咬牙，则为肝热。

③验喉舌　痘疹发热见咽喉肿痛，不能食则为危候；痘疹发热，舌燥如芒刺，为脾热。

④验颈项　颈项痘疹应稀疏，若密则阻隔阴阳通道，上不得降，下不得升，为危候。

⑤验胸腹　胸与心肺有关，此处痘疹应少见，若痘疹多见，则病情较重；见喘，则为肺胀。

⑥验手足　四肢痘疹应稀疏，发应透，收靥应齐，若应出不出，应发不发，应收不收，则为脾胃气虚，不能旁达四肢；手足抽搐，则为心肝风火旺；疮出，手足多水泡，为肝盛脾衰。

⑦验寝卧　疮疹发热，昏睡，此为心脾有热；起卧不时，多为陷伏之变。

⑧验饮食　疮能食，虽重预后亦好；不能食，虽轻预后亦差。

（3）**辨脉象、气血、阴阳**　万密斋认为，在明确痘疹的病因后还应结合具体的脉象及气血、阴阳的盛衰予以分析，掌握疾病的标本缓急，危害程度。

①**辨脉象**　万密斋指出，先贤对痘疹脉象常归结为"脉静身凉者生，脉躁身热者死。"他则认为，小儿平脉七岁以下为六至，七岁以上为四至，且多为紧数之脉。痘疹之脉，多浮大而数，大于六至则为邪气实；小于六至，则为正气虚。且此为阳脉，多以浮沉重滞洪实为主，若见弱而无力，

则为阳病见阴脉,为恶候;脉浮而无根,也为恶候。

②辨气血 万密斋认为,痘疹为卫气营血运行失调所致。因疮疹之毒,本于五脏之液,各随经络部位,直犯营卫而出,故可以气血盛衰来体现,如痘疹裹束坚厚,囊窠充实,则为气足之象;根牙红活,形色润泽,则为血足之象。若痘疹平陷嫩薄,则为气病;干枯紫黑,则为血病。

③辨阴阳 万密斋指出,阴阳与气血盛衰影响痘疹的形态色泽相似,只是角度不同,它强调阴阳的互根互用。痘疹能浮沉聚散于外是阳之功,灌注滋润于内是阴之功,但阴阳互用则痘疹易发易收。否则,阴不足则阳不长,见枯萎变证;阳不足,则阴不生,见陷伏之变证。

3. 临床诊断

万密斋指出,痘疹为体内邪毒在体表的反映,初期多发热,而邪毒与正气的盛衰又有其特定发展阶段及特定表现,故在临床实践中应详加观察,确诊其病。

(1)观形色 常言:痘疮之候,无以脉诊,言形色可变也。《痘疹心法·卷之二·形色》载:"谓之形者,痘之形也……谓之色者,痘之色也。"尖圆坚厚,为痘疹始出之形;发荣滋长,为痘疹欲壮之形;饱满充足,为痘疹成浆之形;敛束完整,为收靥之形。与大豆、豌豆、绿豆相似者,为痘疹的正常形态。若或平或陷者则为异常,如初出时,中空如蚕蜕、隐如蚊蚤之迹、薄如麸片、密如针头,若热之痱、寒之栗,不能起发者,预后差;若粘聚模糊,肌肉虚浮,溶软嫩薄,皮肤溃烂者,不能收靥,预后差。痘疹之色以鲜明、润泽、苍蜡为好,以昏暗、干枯、娇嫩为差。且色红不欲焰,焰则易破;白不欲灰,灰则难靥。色由红而白,白而黄,黄而黑,此为出形起发、成浆结痂之正色。出形而带紫,起发而灰白,此为变色。

(2)观疏密 万密斋指出,时医认为痘疹稀疏则毒邪轻,浓密则毒邪重，他则认为应结合部位而论，如头面、颈项、胸背处宜疏，以保护头面之元气、颈项气机、脏腑俞募，而手足则可以分布稠密。同时他指出，痘疹稀疏还应结合分布态势，而不仅仅以数量定疏密，若虽稠密，但排列磊落、大小均匀则也可称为稀疏；若虽数处，但粘连成片，也可称为稠密。同时他指出，还应结合病势分析，若初出见红点一两处，即热退而解则称为疏；热不解，见口唇干燥，大小便闭，此为热毒内郁，则会渐加稠密；若初出一两点，顶色黑，嗜睡，此为毒伏于内，为危候；若初出稀疏，但饮食、起居失调，则也会稠密成为重症；若初出稠密，但治疗及时，护理严密则疮易成而愈。

（3）**观轻重** 万密斋指出，痘疹较轻者，可不需服药，多加保护则愈；毒轻则作三四次出，大小不一，跟窠红，肥泽充满，头面稀少，且无里实热证；重者，一齐发，起发收靥如期，能食，为重中可治者；若头面等处稠密、色灰白等，食谷则呕，大便不通者，为重中不可治者。

（4）**观顺逆** 万密斋认为，痘疹之顺逆不必局限于时医所言"春夏为顺，秋冬为逆"之说，若痘出一般，疏密得所，不越其期者为顺；若痘出庞杂，夹带斑疹、稠密无缝，失其期者为逆。

（5）**观痛痒** 万密斋指出，痘疹为热毒壅盛于里所致，多见痛痒之症，但痛则火盛，为邪实之症；痒则火微，为正气亏虚之症，但若痒甚至抓破，则为毒邪内陷，正气外脱之势。

（6）**观荣枯** 万密斋指出，痘疹之起发收靥实质为正气与热毒抗争的过程，故卫气的充沛至关重要，卫气强，则腠理密，收敛紧束，制约热毒，色苍形紧而实，浆浓而浊，痂厚而坚，则易壮易靥；卫气弱，腠理疏，不胜其毒，色娇而红，形虚而浮，浆清而淡，痂软而薄，易破难靥。万物湿则润泽，燥则干枯，对应于人体，强调营血的充盈，故痘之荣枯，以养血为主，尤其需调理脾胃，脾胃强则痘疹形色显明，根窠红活；脾胃弱则黑燥、枯萎。

（7）观怪症　万密斋认为，痘疹为机体一种异常的变化，有其独特的生长壮老已过程，如正而顺者则自然苗而秀，秀而实，以成造化之功。若邪盛而病势逆则生怪症，如试痘，此在初发热一两日，面上出稀疏红点，不起发，也不灌浓，五六日后消失，患者面青黑，精神困倦，过两三日遍身发热，痘齐出，多不可治。又如痘目，初发热四五日后不出，或肩背、胸前忽有一肿块，小者如杯，大如盘；或发热两三日后，痘尽出，至起发时，中间有痘疮模糊成片，根脚顽硬，多不可治。

4. 治则治法

（1）治则　万密斋针对痘疹的特殊性，提出了痘疹治疗的三个法则。

①三因制宜，临时消息　万密斋指出，痘疹因于热毒与正气的抗争，故"夫治痘者，必先视其人之勇怯，次审其邪之盛衰，又参以时之寒暖，逐日浅深，临时消息而施方治，无不效矣。"（《痘疹心法·卷之五·治痘要略》）即在临证当中应结合患者体质、邪气之盛衰、时令等要素依法施治：

患者体质　形不足者，温之以气，多用人参、黄芪等补益之品；精不足者，补之以味，多用当归、山萸肉等药。

邪气之盛衰　邪毒轻浅，壅盛于肌表、阻塞经络者，宜轻发之，可用麻黄、葛根等发散；邪毒入里，凝滞三焦，郁遏脏腑气机者，宜泻之，以大黄、牵牛等泄下、利水。

时令　春夏以阳热为主，宜宣心肺，治宜黄芩、黄连、荆芥、防风等；秋冬以阴寒为主，宜补益肝肾，多用丁香、肉桂、干姜、附子之类。

②谨守病机，各司其属　万密斋指出，痘疹裹束坚厚，窠囊充长者气足；根牙红活，形色润泽者血足；气血既足，则痘易发易靥，不须施治，以蹈实实之戒。平陷嫩薄者，乃气之病，干枯紫黑者，乃血之病，责而治

之，不可因循守旧。卫气虚则疮不起发，其毒乘气之虚而入于脉，肺受之则为陷伏而归于肾矣；脾纳水谷，其精气注于心而为血，心舍于肝而为荣，以走九窍，注六经，朝百脉，荣血虚则疮不光泽，其毒乘血之虚而入于肝，肝受之，则为痒疮而归于心矣，故治痘之法宜谨守病机，各司其属，有者求之，无者求之，盛者责之，虚者责之，必先五胜，疏其血气，令其条达，而致和平。

③攻补兼施，以平为期　万密斋指出，治疗痘疹应攻补兼施，以平为期。"治热以寒，温而行之，治寒以热，凉而行之，虚则补之，实则泻之，折其郁气，滋其化原，以平为期，治之要也。"(《痘疹心法·卷之五·治痘要略》)他说："殊不知痘疹之法，莫要于解毒，或攻，或补，务使毒气得解而已。如其气血和畅，荣卫流通，表里无邪，其出则尽，其发则透，其收则时，非但不可汗下，虽温补亦不可用也。设使外感风寒，约束皮肤，闭塞腠理，疮出不快，此当汗之，令阴阳和，荣卫通，而疮易出，毒得解散可也。苟不汗之，则毒无从得出，留伏于内，未免闭门留寇之祸矣。如大热不退，烦渴转增，谵妄昏沉，便溺阻塞，此毒蓄于肠胃之间，与谷气并，宜急下之，使脏腑疏通，陈莝涤去可也。苟不下之，则藏污蓄毒，煎熬于中，无养虎遗患之悔乎？"(《痘疹心法·卷之六·痘疮首发不可汗下辨》)

针对时人治疗痘疹时胶柱鼓瑟、偏执一隅的做法，万密斋给予了强烈的批判和反诘。"世俗治痘者，偏执首尾不可汗下之说，喜补而畏攻，取温而舍凉，不知形之盛衰，邪之表里，时之寒懊，而妄施治，习以成俗，莫之救正也久矣。""苟皮肤闭密，应出不出，非用汗剂以微发之，则疮子何以得出耶？火郁则发之，是汗剂亦可用也。毒伏于里，焚灼肠胃，六腑闭结，大小便不通，非用泄剂以微利之，则毒气何以得解耶？"(《痘疹心法·卷之五·治痘要略》)

（2）治法　万密斋指出，痘疹因于热毒壅盛于机体，与正气抗争，常会经历发热、出红点、成血疱、起发渐长大、成水泡、转为脓疱、成实结痂、收靥脱落等过程。故痘疹的治疗应根据病势、病症、虚实，以促进机体营卫流通、血气充养为原则，攻补兼施，顺期而治。且在痘疹治疗过程中应注意节食慎动，节饮食以调理脾胃，慎起居、勿妄动以防疫气加重病情。在饮食方面应少吃煎炒、肥甘、辛酸等品，多吃糜粥淡菜、精肉等使肠胃充实，气血充盈，促进痘疹发展成熟；居室宜安静、明亮、洁净，避风寒、远人物，悉心调护，防止自然界不正之气、乖戾之气乘虚而入加重病情。

①发热　发热为痘疹发病的萌芽阶段。万密斋指出，痘疹之发热与伤寒类似，多由毒发于里，阳气熏蒸而热，其症恶热，喜露头面，治宜温凉之剂，使营卫疏通，阴阳和谐，毒由筋骨脏腑而达于肌肉皮毛，渐化而解，不留恋郁遏于里。

发热反映了痘疹毒邪之轻重，故发热阶段痘疹的治疗应根据热之甚与不甚、痘疹之疏密或它症等情况采取不同的方法：热不甚则毒气轻浅而少，痘出稀疏，易发易收，不必服药；表热不甚，里热甚，痘出密，口燥渴，唇焦裂，小便赤少，大便秘，治宜清里热急解，柴胡饮主之；热甚，痘出稠密，则难发难靥，治宜解毒清火利小便，连翘升麻汤主之；热甚，痘出反疏，无口渴、大便秘等里实热证，此为表热里气和，治宜发表解毒，疏通血气，升降阴阳，升麻葛根汤主之。

痘疹发病除发热症状外，还伴有其他症状时，在临证时则应从各脏腑查病因，辨证施治。诸如发热腹痛，为脾经出痘证，如食积而痛，因冷积所致，治宜理中丸；因热积而痛，治宜木香大安丸，甚至用承气汤、丁香脾积丸；但若脾胃虚，宜补中顺气汤调理。如原无腹痛，自利后腹痛者，此为脾胃虚弱所致，治宜黄芪建中汤。发热腰痛，为肾与膀胱二经出痘证，若痘初发即见腰痛，则不可治，乃毒邪下陷于至阴之下而不出，伏于骨髓之中而不出，故疮归肾则预后差。若微觉腰痛者，急宜发散，治宜人参败毒散。发热而抽搐，为肝经痘证，目直视，只哭闹，为肝热，治宜泻青丸。发热见谵妄，为心经痘证，初发热即见，则预后差；若兼见便秘，则先以三黄丸、胆导法解热，后以导赤散送服牛黄解毒丸安神。

②初出　发热后三日为痘疹正常出现时间。痘疹初出，乃痘疹进一步发展的第一阶段，痘疮初出一点血，只成小小血疱，其出与不出、出早与出晚、出齐与不齐都将影响其后的变化。万密斋指出，痘疹初出阶段的治疗应结合出痘的时间、分布部位与脏腑气血及邪气的盛衰，进行相应调理，或解表或清里，促进正常出疹。

在初发热三日应该出痘疹，形态紧实坚厚尖圆，色泽红活明润，分布磊落稀疏为最好，稀疏者不必服药，稠密者以和中解毒之方治疗。

超过四五日才出者，应详细审查患者机体状况，体质壮实之人，自恃体壮，感受风寒，毒邪难以发越；或素体弱者，风寒易袭，以致腠理闭塞，气血凝滞，痘疹应出不出，见风寒表证宜发散，体质强者治宜双解散，体质弱者治宜参苏饮；脾胃虚弱者，则以补脾之剂加行气发表药，如四君子汤或调元汤加木香、青皮、桂枝等；若依上法治疗痘疹仍不出，则此为毒伏于三焦，不久则可能变生它症。

发热一两日即出痘疹者，此为卫气虚，腠理不密，不能固守于外，则营阴外泄，治宜实表之剂，若无痒塌、溃烂等，则以实表解毒汤治疗。若数日之后痘疹仍出不齐，仍以发表为主，发表轻剂可用升麻葛根汤，重剂可用惺惺散，微发之而不出者，则加大药量再发，之后所出不多，但脉象平和且无它症，则药已中病，不必再治，不可见痘疹稀少仍用解表之药。

痘疹最先出现的部位在唇、颏等气血较盛部位，则预后较好；若较早出现在额角、眉心等与心有关部位，心病则十二官危，则预后差；头、咽喉、胸前等部位亦应少出，以免扰乱清阳之处、水谷之通道。

出痘后热应退，若热不退，毒邪蕴结于内，则熏蒸机体，导致痘疹稠密，宜急解其毒，治宜连翘升麻汤，服药后，痘疹或出或不出，但热减，此为里气和。若热不减，且疮出渐加多，应仔细审视大小便，若大便不通，治宜柴胡饮；小便不利，治宜连翘汤；大小便俱不通，则以八正散调理；自利者，以黄芩汤加白头翁；若见口渴、烦躁等症则预后较差。

痘疹出现的形态色泽因五脏病证不同而有差异，诸如以肝为主，多为水疱，其色微青而小；在肺则为脓疱，其色微白而大；在心则为斑，色赤小；在脾则为疹，色赤黄而浅。因此，临证应当结合相应兼证予以调理，促进其正常发展。但是五七日后，皆变为血疱；再成为脓疱，似豆样；脓疱之后，结痂而愈，此为疮痘。同时万密斋强调，痘疹初出，应注意保暖，气血和畅，自然其出快、其发透、其靥齐；用药宜中和而不壅滞，如解表药桂枝、防风、薄荷之类，通里药多用木香、青皮、枳壳等以行气机，防止入目。若痘初出时症见心腹大痛，口中臭气，疮色白无光、或色红带艳、顶黑根枯燥等则皆为预后凶险之症，不必费力治疗。

③起发　痘疹起发为痘疹由小变大渐至饱满，血化为水，呈水疱状阶段。起发时日，以匀为期。万密斋针对时医"痘疮之症，热三日，出三日，后方起发"的观点指出痘疹起发时日应结合其发热、出痘的时间先后、毒邪的轻重、禀性的强弱、时令等综合考虑，不应拘泥于定数，并指出痘疹起发阶段的治疗应当根据起发日期、痘疹之形态色泽、兼变之症等方面辨证论治。

依据体质时令，析毒邪深浅。体质强，毒邪轻，则易出、易发、易收；体质弱，毒邪重，则难出、难发、难靥，故不可不分体质强弱、毒邪深浅一味补脾以促进痘疹起发。冬春突然寒冷，则痘疹难起发，多以桂枝加葛根汤、麻黄汤等促进发散；夏秋常大热，蒸腾机体，痘疹可见大发但糜嫩不坚，可先以五苓散合黄连解毒汤解热，再以调元汤调气，外用天水散、百花膏。总之其治疗应以保证气血充沛、气血流通促进毒邪外解为主，以出匀为期，痘疹渐出，逐渐起发，是比较符合痘疹的正常发展趋势。若齐出，随后齐起发，此为表虚不能收敛，毒邪外泄，必生痒塌或溃烂，宜解表，以十宣散调无价散，活血散合消毒散，相间服用；若出尽，当起不起或起不透，此为中气虚，毒气留伏，壅遏不出，急以救里，以十全大补汤和匀气散、参苓白术散和无价散治疗。

依据形态色泽，明气血顺逆。痘疹起发时应不徐不疾，以渐长大，尖圆磊落，光壮坚实，根脚红活。其形态色泽反映气血的盛衰，尖壮则为气有余，肥泽则为血有余，并以此推断预后，如色虽红活，但顶平中陷，不成尖圆，色嫩皮薄，不能坚厚，变为痒塌，为气虚所致，治宜四君子汤加黄芪、肉桂等；若疮皮薄色娇嫩，为气虚血热，治宜四物汤去川芎、地黄，加肉桂、黄芪、防风、荆芥穗；若浮囊虚起，壳中无水，此为气不依血，血不附气，变为痒塌、痈肿，宜十全大补汤去白术，加连翘、防风等。

依据兼变之症，辨毒邪盛衰。痘疹起发应注意观察饮食、大小便情况，饮食正常、大小便和调，则脏腑气血充盈，有利于毒邪外解，否则会出现痘疹形态色泽的变证，或相应脏腑气血改变出现相应的兼证。

如痘疹起发而见陷伏之症，"痘疹自内不出谓之伏，自外伏入谓之陷。"陷伏之症分为四类：一是倒伏，因于外感风寒凝滞气血，见身痛，四肢微厥，斑点不长，或变黑色、青紫色，宜温肌发散，以桂枝葛根汤加麻黄、蝉蜕，外用水杨汤洗浴，则温散寒邪，气血流通，其斑自长自发。二是倒陷伏，因于热毒太盛，入里而见烦躁、气喘妄言、大小便秘，口渴腹胀等，轻者以通关散、解毒连翘汤治疗，重者以百祥丸治疗，以泻热毒，令阳气复还，脾胃温暖，若身温愈饮水者，可治，此为脾气强则陷者自复；寒战身冷则难治。三是陷伏，因于胃气虚衰，斑出而复没，色黑或白，不食乳，吐泻等，以益气健脾治疗，方以调元汤、理中汤加肉桂等或异功散等。四是黑陷，因于杂秽恶气冲触所致。肾主黑陷，乃火太过，水不能胜，津液枯萎而变矣。治宜熏解，内服紫草饮子，外用茵陈熏法。

④见痛　痘疹见痛，此为毒邪欲出，则以加味顺气散合活血散；或腠理太过致密，则以桂枝加葛根汤促进发散。见痒症，此为气血不足，多以十全大补汤治疗。痘疹起发稠密，烦躁狂叫、口臭、失声、吐泻等五脏六腑气血虚衰之症，多预后差。

⑤成实　成实指水疱转作脓疱，始成实的阶段。万密斋指出，痘疹成实之时，应个个成脓，肥泽饱满，根脚红活，此为顺痘，应注意日常养护：

审视形色，强调养脓。此期仍应审视痘疹的形态色泽，并根据相应气血盛衰与邪毒轻重深浅进行调理，但更强调如何养脓，使其饱满。脓已成，其形应浑浊，色应黄白。若应成脓，却见空壳，此为血虚，以四物汤治疗；若已成水，但色清淡灰白，不能作脓，此为气血俱虚，以十全大补汤治疗。以上两症若成痒塌、痛毒、破损，则不可治。

起居调理，尤重脾胃。此期更应避风寒，远人物，节饮食等，因病到此期，气耗血亏，精神减损，稍有乖戾之气恐不能胜任，且疮始成更易触犯而加重病情，引发它疾。且痘疮已长，脓浆欲成，则应固护脾胃，脾胃强则气血充实，自然脓浆易成，饱满坚厚，不需服药；脾胃弱则气血衰少，不能充养机体，使浆虚软清淡，宜以十全大补汤等调理。

脾主四肢，故痘疹手足宜温，若厥逆，则为阳气欲脱之危症，急以理中汤加附子，服药后手足温则可治，手足厥则预后差；若手足发热，此为热郁于里，必见大小便不通等里实热证，宜利之，以三乙承气汤去芒硝治疗。

　　万密斋指出，痘疹成实阶段的治疗还应结合大便情况综合分析，如食少便坚，则脾胃之气犹足，食少泄泻则脾胃虚弱，以四君子汤调理。且成浆时亦不宜泄，恐伤脾胃成塌陷之症；但有下痢便脓血，此为里实之症，应下之。

　　兼见之症，随脏调理。痘疮脓成之时常因相应脏腑病变兼加相应病证，则宜调理相应的脏腑，见咯唾痰涎稠粘，咽喉不利等，此为热邪刑肺，以甘桔汤加牛蒡子、天花粉等，至收靥后，自然和平，禁用太过寒凉之剂。

　　禁忌瘙痒溃烂。痘疹到脓成将靥，凶险已过大半，若无瘙痒则预后较好；若见瘙痒，当结合发生部位、形成原因等以判断。

　　若痘疮成熟，邪气已尽解，正气渐生，气血调和而痒，此为向愈，不必服药。

　　若发于手足、胸背，拂之则止，预后好。

　　若发于正面，瘙痒不止，皮脱肉干，预后差。

　　因吐泻少食致脾胃虚弱所致，此为虚痒，以温补之法调理则愈。

　　因感受秽恶之气，触动邪火所致暴痒，则以薰解之法调理。

　　若瘙痒又见神识昏沉，摇头扭项，则预后差。

　　痘疮脓成溃烂此为常候，但若脓未成先溃烂，此为斑烂，因于当发散不发散，致热毒积聚体内；或不当发散而发散，使热毒大出，皮肉溃烂，以调饮食、养脾胃为治，以十全大补汤去桂加防风、荆芥穗治疗。

　　⑥收靥　收靥指痘疮成脓之后，鲜明肥泽，饱满坚实，以手拭之，疮头微焦硬，此欲收靥。万密斋指出，痘疹收靥阶段治疗应根据其大小先后，不急不缓，以渐次收。

　　已靥，则痂壳周围无有突凸陷凹，干净无淫湿破溅，此为正靥。收靥时头面与身上相同，且不可太急或太迟，若收太急，则毒邪未尽，煎熬津液，以致痘疹速枯，必为目病、痈毒等怪疾，甚至使儿夭折，宜微利之，以散其毒，用当归丸治疗；收太迟，中气已虚，脾胃虚弱，不能濡养肌肉，以致溃烂，则内服十全大补汤，外敷以败草散。

过期不收，遍身溃烂，应审因治疗，如因于感受寒邪，冻而不收，以五积散治疗；因于里热毒甚，见大便秘结，则内服三黄丸，外以胆导法；因于食少气虚不收，则以人参白术散去葛根，加肉桂治疗。以上治疗溃烂结痂则预后好，痂皮俱不结，则成倒靥。且溃烂先见于头面，则预后差；若自人中上下左右先出先靥，则预后好；若自额角先靥则孤阳不生，自足下先靥则孤阴不长，皆预后差。调护之法同以上各期，但更应保暖。

⑦落痂　落痂指收靥之后，其痂亦先后以渐自脱落。万密斋指出，落痂后其痕应鲜明，光润平整，无赤黑，无凹凸，容颜依旧，五官四肢并无伤残。此期注重是否按期结痂脱落，并宜结合全身精神形体改变分析，若痂落后，面瘢或赤或黑，则以四白灭痕散临睡外敷，至天亮洗去，不得早见风日；若疮瘢成凸起，此为热毒未尽，以解毒防风汤治疗；若陷下成凹，此为脾胃亏虚，不能化生气血充养肌肉，以人参白术散加黄芪治疗。当期未脱痂，则以百花膏润之，使之速脱，迟则干硬深入肌肉，经久方脱，遂成瘢痕。若收靥迟，落痂迟，又见昏昏欲睡，此为邪气已退，脾胃虚弱，正气未复，以调元汤加麦门冬，合安神丸，促其气血平复，营卫和畅而安。且落痂后仍应注意饮食起居调理，若太早受风，则导致营卫不通，影响落痂；落痂之后，中气暴虚，纳差，则以人参白术散去葛根，加陈皮、木香调养；落痂之后，肌肉新嫩，不宜过早洗浴。

万密斋有关痘疹的病因、诊断、治疗、预防等论述已体现了温病学的雏形，为温病学说的形成发展起到了承前启后的重要作用。他将痘疹作为机体出现的新生事物，强调顺其自然发展态势，结合机体气血的盛衰，观察其形态、色泽、分布，顺逆、老嫩、痛痒、怪症以判断病势，并结合脏腑气血与毒邪盛衰，痘疹不同时期特点予以相应治疗的诊治思路与方法，值得我们在一些外感病证、传染病、皮肤病甚至肿瘤临证时借鉴和启迪。他从五脏辨证论治痘疹，结合机体不同部位变化进一步分析痘疹病变脏腑归属的中医整体观、辨证观思想，亦为我们从中医整体观角度分析一些疑难疾病提供了思路。

（二）麻疹

麻疹也是胎毒引起的急性传染病，万密斋在《片玉痘疹》中对其有一定描述，在《片玉痘疹》之"麻疹骨髓赋""麻疹西江月"中阐述了麻疹的形成原因主要为胎毒蕴结于内，外受不合时令之气，其病位在脾，涉及心肺。

1. 临床诊断

麻疹以发热、流泪、流涕、咳嗽、烦躁等似伤寒症为主要表现，且咳嗽有红斑，喷嚏，眼中水现，或症见腹中疼痛、吐泻相兼，同时可见出没不定、隐约若见之疹，其形如疥，其色如丹。疹之根窠肿胀，为疹兼隐；若疹色赤，为疹夹斑；疹色晦暗，则为难治；若全身凉而微汗，二便调和，疹色明亮，预后较好。

2. 治疗方法

万密斋指出，麻疹以热毒为主，其治疗以清凉解毒为主，并结合麻疹特点、身体状况、病势病症及兼症变症辅以相应治疗。配伍遣方用药应慎用甘温之剂，可用荆芥、防风，发散腠理之邪；升麻、葛根，解营卫之蕴热；黄芩、黄连清解肺心之热，定喘、安神；玄参、石膏治浮游之邪火；栀子、连翘清解郁结之热毒；黄柏、知母，滋阴降火；瓜蒌、麦冬，润肺止渴；人参、地黄，补养气血；白术健脾止泻，芍药缓解腹痛；枳实、山楂化食积之毒。且在临证时还要结合具体病情选用不同汤方。诸如，疹出紫黑，则预后差；出疹见发热，则以化斑汤治疗；见咽痛，多用连翘、甘草、桔梗之类；泄泻治以五苓散减桂枝，痢疾治以香连丸子；见咳嗽，治以清金降火之法。

（1）**麻疹初期** 万密斋指出，麻疹初期的治疗以发散表邪为主。其人腠理闭塞，则加强发散之力；其人便秘，则宜疏通；饮水不止，宜生津养血；饮食减少，宜和胃气；便血、衄血，为邪欲外解之势；症见咽喉肿痛，为邪毒入里，则预后差。

（2）**麻疹起发** 麻疹未起发，喷嚏咳嗽，惊悸多啼，面红，两目含水，或身痛腹痛，此为寒邪郁于肌表，加重内蕴之热毒，治以辛甘苦寒之法，辛甘发表，苦寒解里，用荆防败毒散解表清里；若疹出后，历久不收，此为火郁于内，急以芩连化毒汤清热解毒；若出疹太甚，而无其他见症，多为热邪耗伤气津所致，以化斑汤治疗，方以白虎汤清热，加人参益气生津；出疹又见大小便不通，用凉膈散；出疹后仍有余热，则以知母石膏汤调服；出疹又咳嗽不止，甚至咳血，则以甘桔汤加石膏，清热宣肺利咽；出疹又见咽喉肿痛较甚，则以射干鼠粘子汤治疗，即甘桔汤加射干、牛蒡子而成，加强清热利咽之功。

（3）**麻疹出疹** 表证过后当按时出疹，若未按期而出，则应结合时令具体分析，采用发表或解毒之法，如风和日暖，则以荆防败毒散发散；若时行疫疬，则以芩连化毒汤等散火解毒。通过以上方法若麻疹仍不出，则在荆防败毒散基础上加炒黑麻黄助其发散；而在芩连解毒汤中加栀子、大黄、连翘、牛蒡子、石膏、蝉蜕、红花以加强解毒活血之功，且必要时，可结合病情施以温补或寒凉之法，但温补勿助邪，寒凉勿犯胃，应以平和为主。常用药物有解表、清里、解毒、益气、养阴、消食之不同，但总以针对不同的毒邪而设。如毒因风寒束表、阻遏营卫气血运行而成；因邪热内结，伤及肺心而成；因饮食积滞，伤及脾胃而成；因气血亏虚、津液运行失常，浊邪内蕴而成等。

万密斋指出，麻疹出疹期还应注意变证的治疗。若咽喉肿痛、发热，治以柴胡四物汤；咳血，以五拗汤减麻黄，加茅根、地黄；流涎则以顺气汤；口唇溃烂，治以甘桔三黄汤；皮肤干，为气血亏虚之象，治以八物增损汤；水谷不纳，则以二陈汤调理；症见痢疾下血，以香连丸去豆蔻，加陈皮、黄柏。

疹当出而过期不出，反见烦躁闷乱，腹胀气喘，手足冷等多为不治之症。

（4）**麻疹预后** 麻疹后期，疹子消退，但仍应注意预防四个变症，防止邪毒留存体内：

①疹后发热 疹后发热，为余毒内存，治以金花丸清解余热，方以栀子、黄芩、黄连、龙胆草、郁金、雄黄清热解毒。若因脾热所致，则以集圣丸或胃苓丸调服。

②疹后咳嗽 疹后咳嗽，多因饮食失调如不禁酸咸，加之火毒留肺导致，则应分虚实论治，若体质壮实之人，则以葶苈丸治疗，方以葶苈子、防己、牵牛峻下逐水，促进肺通调水道恢复，使热邪从小便而去，加杏仁宣肺止咳平喘，莱菔子消食化痰以解除蕴结于肺之浊邪，全方共凑宣肺止咳平喘之功；体虚之人，则以清肺神丹调服，方以陈皮、甘草除湿健脾以培土生金，黄连、黄芩清解肺热，苏子、杏仁宣肺止咳，以防发生气喘之症。

③疹后齿疳 疹后齿疳，症见口齿生疮臭烂，则以金花丸解毒，外用除疳散。

④疹后痢疾 疹后痢疾，症见痢下鲜血，则以黄连、侧柏叶、槐花、枳壳、荆芥穗，清热解毒，涩肠止血；痢下色白，则以吴茱萸、滑石、枳壳、升麻、乌梅肉，以温中行气，涩肠止泻。

万密斋

后世影响

万密斋从医一生，始终融医理与临证实践为一体，其传世著作内涵丰富、深入浅出、脍炙人口，对后世医学理论与临床实践产生了深远的影响。清康熙二年（1663 年）刊行的《万密斋医学全书》（编者注：其子书目包括：《保命歌括》《伤寒摘锦》《养生四要》《万氏女科》《幼科发挥》《片玉新书》《育婴秘诀》《痘疹心法》《片玉痘疹》《广嗣纪要》）凡 10 种 103 卷均被收入《四库全书》。假托朱丹溪之名，抄袭自万密斋《片玉心书》《片玉痘疹》《痘疹心法》的《幼科全书》还被收辑编入《古今图书集成·医部全录》。

一、历代评价

1567 年，明代著名思想家孙应鳌评价说："其为业自《素》《难》下及近代医书，靡不究悉源委，剖别是非，又能溯诸六经性理，根于吾儒之道，信有本矣。"（《痘疹心法·孙应鳌痘疹心要序》）

1583 年，苏州督学使陈允升认为，万氏痘疹书"其辨证最核而参方最精，根极于《素》《难》微旨，而人人可以与知，是痘科指南也。"（《痘疹心法·陈允升刻痘疹心要序》）

1654 年，其乡邑刘一炅认为，万密斋在诊治痘疹方面功德高尚，其《片玉痘疹》内容丰富、医理精确。"然是小儿一书，图歌方症，保妙钩玄，询卢扁之精微，肯堂之未及阐悉者，如许奇珍，宁不宝世。父母斯人、小儿又幸矣……谁谓医之书非采庸教铎之功德哉，谁谓万氏之书不成于仁人孝子之阐扬哉。"（《万密斋医学全书·刘一炅叙》）

1659年，天中祝昌认为，万密斋医术精湛。"万密斋，古罗儒医也。夫以儒而徒为医，其医之精可知也；以儒医而勒为书，其书之精又可知也。"（《万密斋医学全书·祝昌序》）

1712年，甘州知府张坦议认为，"独于万先生密斋全书，凡数十余卷，其类多，其理该，其辞达，而著之为方者，试无不应，应无不神。余尝逐卷精研，细心体认，历有年所，始能窥探先生之秘蕴于万一。真寿世保元之珍，男女居室之所不可须臾离者。老耆得是以寿终，幼孤得是以遂长，先生之仁及天下后世者，其功为何如。"（《万密斋医学全书·张坦议叙》）"其育婴书，始以分门心诀，继以各脏发挥，终以痘疹科目，反复论辨，再三开导，可谓无症不备，无法不全，无理不透者矣；小儿不能言者，言之而已悉其奥；凡医不能治者，治之而已极其神。"（《片玉心书·幼科序》）

1714年，西昌裘琅指出，万密斋妇科医书条理清晰，洞悉源委，为寿世之金科。"《万氏妇人科》即楚黄罗邑万密斋先生所著之《济阴编》也。其书于妇人一道，自调经以迄产后，条分缕析，洞悉源委。虽穷乡僻壤，罕通良医，但能别其句读，明其意义，按方剂药，亦可立起沉府，真寿世之金科也。"（《万氏女科·裘氏原叙》）

同时，其医著对后世医家亦产生了深远影响，深得明末医家武之望，清代医家陈复正、叶霖及民国涂蔚生等人的肯定。

明·武之望在《济阴纲目》胎前门下伤寒与霍乱章节引用万密斋有关论述，并对其高度评价："万密斋云：妊娠伤寒，专以清热安胎为主，或汗或下，各宜随其五脏表里所见脉证主治，勿犯胎气，故在表发汗，以香苏散为主；半表半里，则和解之，以黄龙汤为主；在里则下之，以三黄解毒汤为主。汗下和三法，固成法也，而主以香苏、黄龙、三黄解毒三方，则发前人所未发矣，妙甚。如古方六合汤，虽分治详明，犹不及此切当。"

（《济阴纲目·卷之九·胎前门·伤寒》）

清·陈复正《幼幼集成》指出："痘科之书，如冯氏、陈氏、聂氏、翟氏、万氏，虽皆不为无见，而实繁简不侔。又惟万氏明显，可以济急。"（《幼幼集成·凡例》）

清·叶霖在《痧疹辑要》中对万密斋有关痘疹的认识进行了肯定，他指出："痧疹，古经方不载，宋元以来，诸贤著述率多拉杂，前明罗田万密斋始将治法阐明。"（《痧疹辑要·卷一·述原》）

民国涂蔚生对万密斋有关痫证的治疗亦加以肯定，他指出："周梦觉之痰迷心窍，风入肝经二语，已将痫之本源所在，直为抒出。而儿在母腹，其母猝然受惊，痰气逼入心肝，与本来气血搏结成窠一节，尤为将不治之痫症，所以生成之理，尽行阐发。非慧心人而兼有平素经验研究者，曷能臻此。其方药，虽属猛烈，然病系根深蒂固，非此强悍之剂，势难取效。其理论既与病症相符，其方药当然可用，又何发生危险。万密斋之痫症论，是将痫之形状帮助，未将痫之根源叙清。然其药方已与梦觉暗合，余故亦为摘入。"（《推拿抉微》第三集治疗法·痫症）

二、学派传承

万密斋为明代著名医家，师承于其父万筐，在养生、儿科、妇科领域颇有建树，尤其在儿科方面造诣较深，曾编写《片玉心书》《片玉痘疹》等著作教习儿子及其门徒。如其在《痘疹碎金赋题跋》中写道："嘉靖丙年（引者注：1546 年），余尝手做小儿及痘疹赋、西江月，以教豚犬。"而其学术思想的进一步传承，则得益于其门徒以及后世子孙。如万密斋曾在《痘疹格致要论自序》中说："胡子三溪、萧子楚梧、万子宾兰，见面说之，强予梓刻，命曰《痘疹格致要论》。"胡三溪是万密斋的门徒，肖楚梧和万宾兰是万密斋的信徒，他们说服万密斋梓刻《痘疹格致要论》；在万历四十年（1612 年）或稍前，万机将其祖父《片玉痘疹》抄本重新修订，增补两卷，后又将《片玉心书》和修改的《片玉痘疹》加以整合，编成《幼科指南》；万密斋的五世孙万达，把家传的万密斋著作刊刻公世，再经社会贤达鼎力相助，使得万密斋的学术思想与诊疗经验广为传承，影响至今，使其成为中医儿科发展史上具有重要地位的医家。

三、后世发挥 🐦

万密斋著述立论之精，治工之巧，诚为后世医家武之望、陈复正、萧埙、凌德、张振鋆、程文囿所引证，并加以发挥。

清·萧埙《女科经纶》在卷三与卷四之胎前证中，大量引用万密斋有关胎前证的论述。如《女科经纶·卷三·胎前证上·妊娠子淋须分二证》记载："万密斋曰：子淋之病，须分二证：一则妊母自病，一则子为母病。然妊母自病，又分二证：或服食辛热，因生内热者；或自汗自利，津液燥者。其子为母病，亦分二证：或胎气热壅者，或胎形迫塞者。证既不同，治亦有别。大抵热则清之，燥则润之，壅则通之，塞则行之，此治之之法也。"

《女科经纶·卷四·胎前证下·妊娠霍乱吐利邪气易伤胎元》记载："万密斋曰：霍乱者，阳明胃经之病名也。因平日五味肥酿，腐积成痰，七情郁结，气盛为火，停蓄胃中，乍因寒热之感，邪正交争，阴阳相混，故令心腹绞痛，吐痢并作，挥霍变乱……慎斋按：上二条，序胎前有霍乱证也。妊娠霍乱，吐痢绞痛，最易伤胎。故胎前霍乱，宜辨饮食生冷，暑湿风寒四气之感，随其邪之所凑治之，而以保胎为主也。"可见，萧埙在万密斋有关妊娠霍乱病因病机的基础上，提出了以保胎为主，祛邪为辅的治疗方法。

清·陈复正《幼幼集成》中摘录万氏的医论医案，约占全书三分之一。其中有对万密斋论痫证提出异议的论述。其云："密斋之说，不为无见，乃私心窃喜，赖有斯人为之砥柱。及考其断痫之方，则皆寒凉攻伐，镇坠毒劣之药，予又以为不尽然焉。夫痫者痼疾也，非暴病之谓。亦由于初病时，误作惊治，轻施镇坠，以致蔽固其邪，不能外散，所以留连于膈膜之间，一遇风寒冷冻饮料，引动其痰，倏然而起，堵塞脾之大络，绝其升降之隧，致阴阳不相顺接，故卒然而倒。"（《幼幼集成·卷二·痫证》）

清·沈金鳌《妇科玉尺》，在月经、胎前、小产、临产及崩漏等章节中大量引用万密斋相关论述，如《妇科玉尺·卷一·月经》载："万全曰：经不调有三：一脾虚；二冲任损伤；三痰脂凝塞。惟忧愁思虑，心气受伤，则脾气失养，郁结不通，腐化不行，饮食减少，斯有血枯血闭，及血少色淡。"

清·程文囿《医述》中大量引用万密斋有关女科、痘疹等论述，如《医述·卷十三·女科原旨·胎前·霍乱》："霍乱者，阳明胃经病。良由妊娠平日五味肥甘，腐积成痰，七情郁结，气盛为火，停胃中。乍因寒热之感，阴阳相混，故令心腹绞痛，吐利并作，挥霍变乱。吐多伤气，利多伤血，气血受伤，不能养胎。邪气鼓击，而母未有不殒者，不可不亟治也。香苏散加藿香主之。（万密斋）"

1889年，清·张振鋆《鬈婴提要说》中对于万密斋有关如何抚养小儿进行肯定。如："乳母当择无病妇人，肌肉丰肥，性情和平者为之。如病寒者乳寒，病疮者乳毒，贪口腹则味不纯，喜淫欲则气不清。（万密斋）凡儿吮乳，初则乳汁渐行，其来尚缓而少，久则如泉涌急而多，则以二指捺住乳头两边，来自缓矣。惟恐儿气弱吞咽不及，有伤胃气也。（《育婴家秘》）小儿能言，必教之以正言，如鄙俚之言勿语也。能食，则教之恭敬，如衰慢之习勿作也。能坐能行，则扶持之，勿使倾跌也。宗族乡党之人，则教以亲疏尊卑长幼之分，勿使。言语问答，教以诚实，勿使欺妄。宾客往来，教以拜揖迎送，勿使退避也。衣服器用，五谷六畜之类，遇物则教之，使其知之也。或教以数目，或教以方隅，或教以岁月时日之类，如此则不但无疾，而知识亦早矣。(《育婴家秘》)"

1892 年，清·凌德在《女科折衷纂要》杂症门之小便不通与霍乱章节中亦引用万密斋有关论述，如《女科折衷纂要·杂症门·霍乱》载："万密斋曰：霍乱者，阳明胃经之病名也。盖因平日五味肥酿，腐积成痰，七情郁结，气盛为火，停蓄胃中，乍因寒热之感，邪正交争，阴阳相混，故令心腹绞痛，吐利并作，挥霍变乱，故名霍乱。如邪在上脘，则当心而痛，其吐多。邪在下脘，则当脐而痛，其利多。邪在中脘，则当腹而痛，吐利俱多。吐多则伤气，利多则伤血，血气受伤不能护养其胎，况邪气鼓击胎元，母寿未有不殒者矣。此危恶之症，不可不亟治也，宜香苏散加藿香主之。"

当然，后世医家也有对万密斋部分观点提出异议的。如 1730 年，清·闫纯玺对万密斋有关胎产提出异议，《胎产心法·卷之中·胞衣不下论》曰："有因气血虚弱，产母力乏，气不转运，不能传送而停搁不下。其证但见无力，腹中不痛胀，治当补气助血，速煎生化汤大剂，速进二三钟，或兼进益母丸，使血旺气和而衣自下。或用保生无忧散以固元气。至于万密斋用五苓散，予恐无助血之能，不敢遵而用之。"

1890 年，清·叶霖则对万密斋"凡出疹，热起至收完，但看右手一指，脉洪大有力，虽有别证，亦不为害。此定存亡之要诀"进行了发挥，"霖按：此即阳证得阳脉之义。若细软无力，则阳证得阴脉也。景岳以诊得阴脉，宜速救元神，用温补托法，参酌治之是矣。然有热毒深伏于内，不能透发于外，假寒真热之证，肢冷面青，六脉沉伏细数，若误用温补，祸不

旋踵。痧疹阳邪，热证俱多，安危之机，须细心体认。"(《痧疹辑要·卷一·辨证》)

四、国外流传

万密斋医书自问世之后，先后流传及日本、朝鲜和东南亚一带。如朝鲜·许浚《东医宝鉴》、日本·汤本求真《皇汉医学》、日本·丹波元坚《杂病广要》等书均有引证。日本还于1692年、1728年，先后刊行过《痘疹世医心法》《痘疹格致要论》，且于1696年刊行《幼科发挥》，并给予高度评价。如日本医官池田柔行说："尝读万密斋痘疹世医心法，而见其立论之精，知其治疗之工。"(《中国医籍考》)日本·市邨专阉指出："幼科之为书固多矣，而求其详者，有刘氏之《幼幼新书》、寇氏之《全幼心鉴》、薛氏之《保婴全书》、王氏之《幼科准绳》，世既取于此者亦不为少矣，如万氏之《幼科发挥》，举其论也不烦，立其方也不繁，而发前哲之未发，以喻后学之谬迷，且悉其所经验，而始不舔古人之涎者也，溯诸古而无不合者，试诸今而无不效者，实小方脉家之秘宝。"日本·柳川了长指出："《幼科发挥》者，罗田万氏所著，而实哑科者流之珍珠囊也。"

综上所述，万密斋学术思想精深、临床经验实用，承前启后，发皇古义，对后世临证医学影响深刻，功勋卓著。他从寡欲、慎动、法时、却疾四个方面提出的养生四要，即是对古代养生方略的总结，也是对后世养生提出的总方针和总纲领；其预养、胎养、蓐养、鞠养的孕儿育儿方法，对繁衍子嗣、优生优育均具有重要参考价值；其小儿五脏证治思想，发展完善了钱乙小儿五脏辨证体系，丰富了中医儿科学的诊治理论；其结合情志、体质与痰湿调经、胎前以养胎为主、产后以补虚为主的妇科疾病辨治思路，对当今妇科具有现实指导意义；其有关痘疹的诊治，已初具温病雏形，为温病学说的形成与发展做出了一定的贡献，为后世传染病学提供了启示。总之，万密斋的学术思想和临床诊疗经验，至今仍具有重要的理论意义和临床价值。

万密斋

参考文献

［1］日·丹波元坚.中国医籍考[M].北京：人民卫生出版社，1956.

［2］明·万全.幼科发挥[M].北京：人民卫生出版社，1959.

［3］明·万全，罗田县卫生局校注.万氏秘传片玉心书[M].武汉：湖北人民出版社，1981.

［4］宋·陈言.三因极一病证方论[M].北京：人民卫生出版社，1983.

［5］明·万全，罗田县卫生局校注.万氏家传养生四要[M].武汉：湖北科学技术出版社，1984.

［6］明·万全，罗田县卫生局校注.万氏家传伤寒摘锦[M].武汉：湖北科学技术出版社，1984.

［7］明·万全，罗田县万密斋医院校注.万氏家传痘疹心法[M].武汉：湖北科学技术出版社，1985.

［8］明·万全，罗田县万密斋医院校注.万氏家传保命歌括[M].武汉：湖北科学技术出版社，1986.

［9］明·万全，罗田县万密斋医院校注.万氏家传广嗣纪要[M].武汉：湖北科学技术出版社，1986.

［10］明·万全，罗田县万密斋医院校注.万氏秘传片玉痘疹[M].武汉：湖北科学技术出版社，1986.

［11］明·张介宾，赵立勋主校，雷德明等点校.景岳全书[M].北京：人民卫生出版社，1991.

［12］鲁兆麟，陈大舜.中医各家学说[M].北京：北京医科大学中国协和医科大学联合出版社，1996.

［13］樊友平，石志超，陈子华，等.中华性学观止——中华性医学珍籍集成[M].广州：广东人民出版社，1997.

［14］毛德华.万全生平著述考[M].武汉：华中师范大学出版社，1997.

[15] 唐·王冰撰注，鲁兆麟等点校. 黄帝内经素问 [M]. 沈阳：辽宁科学技术出版社，1997.

[16] 唐·王冰撰注，鲁兆麟等点校. 灵枢经 [M]. 沈阳：辽宁科学技术出版社，1997.

[17] 明·武之望著，鲁兆麟等点校. 济阴纲目 [M]. 沈阳：辽宁科学技术出版社，1997.

[18] 清·陈复正著，鲁兆麟等点校. 幼幼集成 [M]. 沈阳：辽宁科学技术出版社，1997.8.

[19] 清·萧埙著，郭瑞华点校. 女科经纶 [M]. 北京：中医古籍出版社，1998.

[20] 贾得道. 中国医学史略 [M]. 太原：山西科学技术出版社，1999.

[21] 田思胜. 明清名医全书大成. 沈金鳌医学全书 [M]. 北京：中国中医药出版社，1999.

[22] 傅沛藩，姚昌绶，王晓萍. 万密斋医学全书 [M]. 北京：中国中医药出版社，1999.

[23] 王洪图. 内经 [M]. 北京：人民卫生出版社，2000.

[24] 宋·钱乙著，杨金萍等点校. 小儿药证直诀 [M]. 天津：天津科学技术出版社，2000.

[25] 朱文锋. 中医诊断学 [M]. 北京：中国中医药出版社，2002.

[26] 常存库. 中国医学史 [M]. 北京：中国中医药出版社，2003.

[27] 陈潮祖. 中医治法与方剂 [M]. 北京：人民卫生出版社，2003.

[28] 汪受传. 中医儿科学 [M]. 北京：中国中医药出版社，2004.

[29] 宋·陈文中撰，宋咏梅、林绍志点校. 两宋名家方书精选之陈氏小儿病源、痘疹方论 [M]. 上海：上海科学技术出版社，2003.

[30] 汉·张仲景撰，何任，何若苹整理. 金匮要略 [M]. 北京：人民卫生出版社，2005.

［31］胡荣希.医圣万密斋传［M］.武汉：华中科技大学出版社，2012.

［32］赵宏恩.万全学术思想初探［J］.湖北中医杂志，1981，（5）：44.

［33］何曾文，刘志斌，赵宏恩.万全临证传奇［J］.湖北中医杂志，1982，
（2）：32.

［34］李富汉，李学舜.万全《幼科发挥》脾胃观初探［J］.河南中医，1983，
（6）：40.

［35］江淑安，叶琼花.《万氏妇人科》痰证述略［J］.湖南中医学院学报，
1984，（1）：27.

［36］吴宽裕.小儿"脾常不足"刍议［J］.福建中医药，1984，（5）：50.

［37］张洪润.万全儿科主要学术思想浅识［J］.河北中医，1985，（5）：10.

［38］贾宁.简述万全《妇人科》［J］.陕西中医，1986，7（9）：427.

［39］沈敏南.评述刘元宾之伤寒学［J］.江西中医药，1986，（1）：4.

［40］吴佐忻.万密斋的《外科心法·外科赋》［J］.上海中医药杂志，1986，（4）：
38.

［41］张洪润.张振岐老中医经验简介［J］.辽宁中医杂志，1986，13（5）：
14.

［42］禹新初.湖南医籍考［J］.湖南中医杂志，1986，（5）：52.

［43］张金玺.柔痉"不恶寒"辨析［J］.国医论坛，1987，（1）：55.

［44］李文龙.试述万全对"肝常有余，脾常不足"的儿科认识［J］.四川中
医，1987，9：3.

［45］胡思源.万密斋有关小儿惊风学术思想评价［J］.甘肃中医，1988，（1）：
26.

［46］玉振燕.浅谈万全对中医儿科学术的贡献［J］.广西中医杂志，1989，
12（4）：28.

［47］李万庆.幼科发挥用药特色浅析［J］.中医药信息，1989，（4）：8.

[48] 邹淑凡，王惠芬.《广嗣纪要》婚育观初探 [J]. 黑龙江中医药，1989，1：57.

[49] 沈敏南.《万氏家传伤寒摘锦》述评 [J]. 国医论坛，1990，（6）：36.

[50] 严茂祥，姚真敏. 万密斋养生思想浅识 [J]. 浙江中医学院学报，1991，16（3）：52.

[51] 李积敏，王耀峰. 万全论"胎毒"初探 [J]. 陕西中医，1991，（8）：382.

[52] 赵延坤. 明代医家万全对温病学的贡献 [J]. 山东中医学院学报，1992，16（2）：24.

[53] 周刚顺. 万全小儿脾病证治思想初探 [J]. 湖北中医杂志，1992，4（2）：32.

[54] 郭锦章，马新超. 试论万全对幼科之发挥 [J]. 中医临床与保健，1992，4（3）：54.

[55] 钱松本. 王玉玲论调理小儿脾胃 [J]. 四川中医，1993，（9）：9.

[56] 毛德华. 万全生平若干史事考 [J]. 中华医史杂志，1995，25（2）：108.

[57] 赵国平. 万密斋医事活动编年 [J]. 中医文献杂志，1996，（4）：20

[58] 周贻谋. 不记宿怨的明代医家万全 [J]. 中医文献杂志，1996，（4）：34.

[59] 马丙祥，薛辉，王君.《万氏家藏》儿科学术思想探析 [J]. 国医论坛，1996，11（6）：40.

[60] 濮正琪. 万全的"寡欲"养生观 [J]. 江西中医药，1996，27（3）：2.

[61] 濮正琪，陈本川. 万全论"慎动"养生 [J]. 江西中医药，1996，27（4）：56.

[62] 濮正琪. 万全论"法时"养生 [J]. 江西中医药，1997，28（6）：3.

[63] 禹正玲. 万全"五脏论治"治疗思想探微 [J]. 贵阳中医学院学报，1997，19（3）：4.

[64] 邓吉华. 万全《幼科发挥》学术创见举要 [J]. 江西中医学院学报，1999，11（3）：133.

［65］傅沛藩，姚昌绶，王晓萍.万密斋儿科妇科学术思想初探 [J]. 湖北中
医学院学报，1999，1（2）：6.

［66］Barbara Volkma.《万氏医贯》与《万氏家传幼科发挥》源同名异考 [J].
南京中医药大学学报（社会科学版），2000，1（2）：86.

［67］邵金阶，邵迎新.万全妇科学术思想浅析 [J]. 湖北中医杂志，2001，
23（5）：5.

［68］高桂奇.万全《幼科发挥》重视脾胃思想述略 [J]. 辽宁中医学院学报，
2001，3（4）：293.

［69］李江全.明代医家万全预养、胎教及婴幼儿保健学术思想探析 [J]. 甘
肃中医，2003，16（11）：4.

［70］武辉.《保命歌括》五官科论治思想举隅 [J]. 中医研究，2003，16（1）：55.

［71］丁环英 康旭卉.浅谈小儿"脾常不足"[J]. 湖北中医杂志，2004，26（8）：
29.

［72］郭海英.万密斋养生思想探析 [J]. 辽宁中医学院学报，2005，7（6）：559.

［73］丁东婧.浅谈万密斋对泄泻的诊疗方法 [J]. 江西中医学院学报，2005，
17（4）：10.

［74］刘建军.万全"预养以培其元"学术观点浅析 [J]. 江西中医学院学报，
2007，19（6）：8.

［75］唐彦，李宜瑞.万全对小儿心身医学的论述和贡献 [J]. 北京中医，
2007，26（6）：344.

［76］朱立鸣，左先邦.万全"肝常有余、脾常不足"论学术思想探析 [J].
中医儿科杂志，2007，3（6）：10.

［77］毛德华.万全家世及生卒考 [J]. 辽宁中医杂志，2007，34（12）：1665.

［78］朱杰，陈东枢.义利之辨，医德之思 [J]. 辽宁中医杂志，2007，34（12）：
1665.

［79］郭海峰，徐小玉.《万氏妇人科》调经阐微 [J]. 中医药导报，2007，13（4）：10.

［80］李成年. 万全妇科学术思想浅谈 [J]. 世界中西医结合杂志，2008，3（5）：296.

［81］丁峰. 浅谈万全对小儿痢疾的证治 [J]. 福建中医药，2008，39（3）：58.

［82］李洁，金涛. 略论小儿五脏辨证与五脏补泻法源流 [J]. 山西中医，2008，24（4）：20.

［83］陈延平. 浅析《幼科发挥》论治泄泻之思路 [J]. 中医研究，2008，21（5）：52.

［84］潘利忠，张振尊. 万全儿科学术思想探讨 [J]. 新中医，2008，40（9）：14.

［85］张文娟，吴丽萍. 浅谈万全《幼科发挥》的小儿脾胃观 [J]. 甘肃中医，2008，21（10）：11.

［86］李成年，李成文. 万全养生思想与方法探讨 [J]. 中医药学报，2008，36（5）：69.

［87］邵金阶，邵迎新. 试论万全对温病学说形成与发展的贡献 [J]. 湖北中医杂志，2008，30（4）：27.

［88］刘建军. 谈万全《育婴四法》的治未病观 [J]. 中医药通报，2008，7（5）：40.

［89］李成年，李成文. 万全优生优育观探讨 [J]. 中医药学报，2008，36（6）：72.

［90］潘利忠，张振尊，孙淑华. 万全的学术思想对现代中医儿科学的指导意义 [J]. 中华中医药学刊，2009，27（1）：184.

［91］任耀全. 万全《幼科发挥》调理脾胃思想探析 [J]. 浙江中西医结合杂志，2009，19（2）：85.

［92］严飞飞，张士卿.浅析《幼科发挥》的学术思想 [J].中医儿科杂志，
2009，5（3）：10.

［93］郁晓维.万全《幼科发挥》调理脾胃思想探析 [J].陕西中医学院学报，
2009，32（4）：11.

［94］李景远，李志更.浅淡《养生四要》中的养生观 [J].中国中医基础医
学杂志，2010，16（1）：22.

［95］李晓钟.明代名医万全对《黄帝内经》养生思想之探析 [J].中医学报，
2010，25（6）：1238.

［96］张媛媛.浅析万全辨治儿科疾病之经验 [J].中医药导报，2010，16（1）：
24.

［97］李丹，何洁媛，何玲云.万密斋小儿脾胃理论析要 [J].中医药导报，
2010，16（10）：1.

［98］文颖娟，潘桂娟.视疾若己 见利勿贪——略论明代医家万全医德观
[J].辽宁中医杂志，2011，38（11）：2155.

［99］林洁.万全《幼科发挥》学术思想探要 [J].光明中医，2011，26（4）：
270.

［100］文颖娟，潘桂娟.万全痘疹诊治思想探析 [J].中医杂志，2011，52（6）：
454.

［101］陈慧.试论万全对儿童治未病理论的贡献 [J].四川中医，2011，29（6）：
33.

［102］宗旨，吴丽萍.浅析万全辨治小儿惊风 [J].中医儿科杂志，2011，7（4）：15.

［103］陈炜，王力宁，杨岩.通过以法类方探析万全调理脾胃理论 [J].江苏
中医药，2011，43（7）：9.

［104］郭军军.《幼科发挥》调理脾胃思想浅析 [J].江西中医药，2011，42
（3）：5.

［105］袁华娣，潘金波.万全对儿科中医护理的贡献[J].福建中医药，
  2011，42（3）：50.

［106］黄喜梅.试论万全对产前期保健的贡献[J].光明中医，2011，26（12）：
  2404.

汉晋唐医家（6名）

张仲景　王叔和　皇甫谧　杨上善　孙思邈　王　冰

宋金元医家（18名）

钱　乙　成无己　许叔微　刘　昉　刘完素　张元素

陈无择　张子和　李东垣　陈自明　严用和　王好古

杨士瀛　罗天益　王　珪　危亦林　朱丹溪　滑　寿

明代医家（25名）

楼　英　戴思恭　王　履　刘　纯　虞　抟　王　纶

汪　机　马　莳　薛　己　万密斋　周慎斋　李时珍

徐春甫　李　梴　龚廷贤　杨继洲　孙一奎　缪希雍

王肯堂　武之望　吴　崑　陈实功　张景岳　吴有性

李中梓

清代医家（46名）

喻　昌　傅　山　汪　昂　张志聪　张　璐　陈士铎

冯兆张　薛　雪　程国彭　李用粹　叶天士　王维德

王清任　柯　琴　尤在泾　徐灵胎　何梦瑶　吴　澄

黄庭镜　黄元御　顾世澄　高士宗　沈金鳌　赵学敏

黄宫绣　郑梅涧　俞根初　陈修园　高秉钧　吴鞠通

林珮琴　章虚谷　邹　澍　王旭高　费伯雄　吴师机

王孟英　石寿棠　陆懋修　马培之　郑钦安　雷　丰

柳宝诒　张聿青　唐容川　周学海

民国医家（7名）

张锡纯　何廉臣　陈伯坛　丁甘仁　曹颖甫　张山雷

恽铁樵